Guía para un embarazo consciente

Guía para un embarazo consciente

Laia Casadevall

VERGARA

Papel certificado por el Forest Stewardship Council®

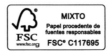

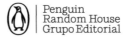

Penguin
Random House
Grupo Editorial

Primera edición: febrero de 2021
Tercera reimpresión: junio de 2021

© 2021, Laia Casadevall
© 2021, Penguin Random House Grupo Editorial, S. A. U.
Travessera de Gràcia, 47-49. 08021 Barcelona
© 2021, Tania García, por el prólogo

Printed in Spain – Impreso en España

ISBN: 978-84-18045-46-2
Depósito legal: B-19.109-2020

Compuesto en Llibresimes, S. L.

Impreso en Black Print CPI Ibérica
Sant Andreu de la Barca (Barcelona)

VE 4 5 4 6 2

Me gustaría dedicar este libro a mis padres,
a mi pareja y, en especial, a mi hijo

ÍNDICE

PRÓLOGO

«Confía en Gadea, Tania.»

Esta es una de las frases de Laia que más me conectaban con mi hija durante mi segundo embarazo, porque, además, detrás de esa confianza había evidencia científica, esa que las madres buscamos ávidamente en distintos artículos para saber cuánto debe comer un bebé, cuánto tiene que dormir, cuántas veces debemos bañarlo a la semana o qué podemos ofrecerle de comer cuando empieza la alimentación complementaria, y que seguimos a pies juntillas. En el embarazo, el parto y el posparto, solemos dejarnos llevar por la corriente y lo que está establecido socialmente, por lo que nos dicen nuestra madre, nuestra suegra o la vecina del quinto... Por las experiencias de todas ellas, lo que pesa comúnmente, y, lo que es más importante, por la guía de las matronas de los centros de salud y las ginecólogas de los hospitales, ya que se supone que ellas saben de ciencia. Sin embargo, lo cierto es que hay mucha desinformación y ni siquiera los profesionales que deberían seguir la evidencia lo hacen. Aunque hay camino hecho, queda mucho por trazar.

Por eso, Laia y su voz son tan importantes en la sociedad. Ella no solo es una matrona maravillosa, sino que, además, no deja de informarse, investigar y formarse, basándose siempre en la ciencia y en lo que nuestro cuerpo necesita de verdad, tanto el del bebé como el de la madre. Con ella te sientes totalmente segura porque sabes que todas sus indicaciones se sustentan en bases científicas infalibles que no te fallan y que te sostienen, y que son tus derechos y los de tus hijos.

Cuando me quedé embarazada de mi segunda hija, Gadea, tenía claro que quería un parto en casa. Con mi hijo Uriel, nacido cinco años antes, tuve un parto basado en el miedo y la violencia obstétrica, pero eso no lo supe hasta que empecé a ser consciente de lo que suponía esta violencia. Hasta entonces, consideraba que quienes me acompañaron en el parto eran las personas que habían salvado la vida de mi hijo, sin siquiera percatarme de que veía el parto como un momento médico en vez de mágico y de que estaba completamente preparada para ayudar a nacer a mi bebé.

Me administraron oxitocina sintética, el anestesista encargado de la epidural me comentó que ese día «le temblaba el pulso» porque había tomado café, tuve una pierna dormida, me rompieron la bolsa a pesar de rogar que no lo hicieran porque no me sentía preparada, me dejaron postrada en la cama durante 22 horas, me hicieron muchísimos tactos, no pude comer ni beber agua, me amenazaron unas diez veces con hacerme cesárea si no me «portaba bien», me dijeron que mi hijo iba a ser muy pequeñito y que dudaban de si podría aguantar hasta que estuviera totalmente dilatada (pesó 4 kg)... Cuando iba a nacer Uriel, una matrona, a quien en estos momentos recuerdo como alguien gigantesco, se subió encima de mi barriga y provocó que mi hijo saliera casi disparado y se me rajara la vagina de arriba abajo, por lo que tuvieron que darme una cantidad exagerada de puntos dentro y fuera (lo que hizo que no pudiera sentarme durante tres meses). Me suturaron sin anestesia, gritando «como no te estés quieta y te quede mal, a mí no me vengas con reclamaciones». Echaron a Javi, mi pareja, del paritorio nada más nacer mi bebé y dejaron a mi hijo solo en la repisa donde lo vestían mientras yo solicitaba llorando que me lo diesen sin que nadie respondiese a mi reclamo; no podía moverme porque todavía estaban cosiéndome. Al final, nos llevaron a mi hijo y a mí en una camilla por los pasillos del hospital hacia la habitación a todo correr... En fin, ahora me parece una película de terror. Aunque la sociedad haya normalizado estas situaciones y se repitan constantemente, ni son normales ni deberían repetirse.

Con Gadea, me puse en contacto con Nèixer a Casa, en Barcelona, donde nos atendieron Roser y Laia. Esta me contó con detalle que me hicieron todo eso porque «es lo que se suele hacer, lo común, lo estipulado», sin atender a ninguna base científica, y me explicó por qué no se debía hacer, sentí que ese era mi lugar y quise que me acompañasen. Mi pareja, que al llegar no estaba nada convencido debido a miedos y prejuicios, al salir me dijo: «Todo lo que nos hicieron no tenía sentido, esta vez el nacimiento de nuestra hija va a ser respetado».

Treinta horas antes del nacimiento de Gadea, rompí aguas de forma gradual. Una fisura en la bolsa. Volvieron todos mis miedos, mis patrones sociales, las habladurías y lo que vemos en las series americanas, en las que cuando una mujer rompe aguas la pareja sale corriendo al hospital como si romper aguas supusiera un parto inminente, peligroso o antinatural. Yo me quedé quieta, tumbada, inmóvil, esperando alguna contracción..., pero nada. No llamé a mi madre porque sabía que sus ideas sin evidencia científica me harían dudar de mis capacidades, pero Javi sí llamó a la suya y, aunque no me lo dijo en ese momento, mi suegra le dijo: «Salid pitando al hospital, que eso es malísimo». Me puse una compresa grande y Javi, mi hijo y yo salimos a dar un paseo con el objetivo de ayudar a Gadea a comenzar la acción y empezar su proceso de parto. Pero no sucedía nada, ella estaba feliz con su madre (cuanto más tiempo estén dentro, mejor, y los bebés lo saben).

Durante ese paseo, aunque sabía que si mis aguas habían roto, solo debía esperar, no tocarme y simplemente estar atenta de que no salieran con mal aspecto y comprobar que no hubiera fiebre, la imagen de la mujer rompiendo aguas saliendo pitando al hospital me venía a la mente a cada instante... Así que decidí llamar a Laia. Recuerdo exactamente dónde estábamos cuando la llamé, el sol que me daba en la cara y la leve brisa, que todavía siento en la piel. Necesité sentarme porque el miedo me invadía. Aquella llamada me ayudó a tomar la decisión adecuada.

Laia me detalló toda la evidencia científica al respecto, me ayudó a empoderarme, a creer en mí, en la ciencia, en la humanidad, en mi hija. Me escuchó, me cuidó, me invitó a tranquilizarme, a hacer vida normal, a ser paciente, a hablar con mi hija y contarle que estaba preparada para recibirla, conectar, confiar, respirar. Una de las frases que se me grabaron a fuego fue: «Tania, el líquido amniótico se regenera, nunca se quedan secos». El efecto fue inmediato: película de sábado tarde olvidada, conexión con mi hija asegurada.

Al día siguiente, todo fue tan rápido que parí en treinta minutos, cuando las matronas estaban de camino a casa. Parí con la única compañía de mi pareja y de mi hijo. Cuando cuento esto, la gente suele asustarse o dice que fui muy valiente, pero lo cierto es que lo normal y natural es parir en libertad, con la única ayuda de tu bebé y la tuya propia; por supuesto, contando con asistencia si es necesario, para eso están los avances médicos. Pero comprender que ni el embarazo ni el parto son una enfermedad y que las mujeres estamos capacitadas por completo para parir es la base del cambio social que necesitamos.

No puedo explicar con palabras lo que fue mi parto en libertad, lo que supuso en mi vida, en nuestra vida... Cuando estoy estresada, triste o me siento poco capaz, cierro los ojos, revivo ese proceso y siento que aquello fue lo mejor que he hecho en mi vida, sin duda.

Jamás podría haber parido como parí si no hubiese contado con la información, el acompañamiento, el cariño y el respeto que Laia me profesó. Por ello, considero que este libro puede cambiar no solo tu vida, sino también la de las personas de tu entorno a las que les hables de él.

El primer derecho que tenemos como seres humanos es el derecho a un nacimiento respetado y que, por supuesto, se trate a la madre con dignidad, respeto, acompañamiento, cariño y evidencia científica.

Gracias, Laia, por esta guía, por tu amistad y cariño. Y por aquella llamada.

TANIA GARCÍA
Creadora de la Educación Real®
Autora del best seller *Educar sin perder los nervios*
www.edurespeta.com

INTRODUCCIÓN

El embarazo y el parto son procesos fisiológicos en nuestra vida sexual y reproductiva. Estar embarazada, por norma general, es un estado de máxima salud y bienestar. Aunque la mayoría de las mujeres deberían llegar al final de la gestación con la consideración de embarazo normal, la realidad de este país es que pocas de ellas llegan a término sin haber pasado por demasiadas pruebas, por intervenciones que a menudo carecen de evidencia científica que las avale o con la etiqueta de alto riesgo, con las consecuencias que conlleva. Este proceso suele experimentarse como una carrera de obstáculos y las mujeres lo viven con ansiedad e incertidumbre, cuando deberían transitarlo desde la información y la confianza.

Sabemos que el exceso de pruebas e intervenciones en embarazos normales no se traduce en mejores resultados maternos o neonatales. Pero, a pesar de la evidencia de calidad y las recomendaciones de los organismos de salud que advierten de la necesidad de abandonar ciertas prácticas obsoletas y pruebas innecesarias, y respetar al máximo la fisiología de los procesos reproductivos sanos de las mujeres, en nuestro contexto seguimos en un paradigma biomédico altamente medicalizado, donde a menudo el control de la salud de las mujeres lo ejercen los profesionales de la salud, cuando deberíamos ejercerlo nosotras mismas.

A pesar de las reticencias del sistema ante el cambio, cada vez son más las mujeres que buscan nuevos caminos en la atención que reciben durante el embarazo y el parto. Son mujeres que desean obtener la información adecuada para tomar decisiones desde la razón y el corazón, según sus circunstancias personales y sus preferencias.

Es preciso un cambio urgente hacia un paradigma holístico y salutogénico que abandone el paternalismo y la hipermedicalización del parto y el nacimiento, que promueva partos seguros, acompañados desde la ciencia, los cuidados, el respeto y las personas.

Y esta es la esencia de esta guía. Este libro es un manual de información y divulgación del embarazo y el parto normal en nuestro contexto actual. Es una herramienta que te proporcionará información veraz, objetiva y científica sobre todo el proceso que vas a vivir o estás viviendo.

Conocer tus opciones te proporcionará mayor libertad en tus elecciones.

El objetivo es que, sea como sea tu embarazo o tu parto, puedas ser la protagonista de tus decisiones y de todo el maravilloso proceso que estás viviendo; lo importante no es lo que escojas, sino que las elecciones que hagas siempre sean tuyas y jamás pierdas el control de algo que solo te pertenece a ti.

PRIMERA PARTE
EL EMBARAZO

1

El miedo

La mayoría de las mujeres embarazadas manifiestan sentir miedo y preocupación con relación a su embarazo o parto. Este miedo suele ser más frecuente en mujeres que esperan su primer bebé, aunque el miedo severo se vincula más comúnmente con las mujeres que ya han dado a luz y tuvieron experiencias previas muy traumáticas. Estas experiencias traumáticas anteriores suelen asociarse a la vivencia de partos altamente medicalizados, a haber pasado por una cesárea de urgencia en la que la madre sintió que peligraba su vida o la de su bebé, a la pérdida del control sobre el propio cuerpo, a no haberse sentido escuchada ni respetada o a desenlaces con resultados y secuelas graves. La violencia obstétrica se ha cruzado demasiado a menudo en las experiencias de estas mujeres y les ha dejado huellas muy profundas.

Y es que tener miedo es un sentimiento normal y saludable que acompaña a toda mujer embarazada; sin embargo, cuando el miedo controla nuestros pensamientos y afecta a nuestra vida diaria, deja de ser normal y merece atención.

Durante el embarazo, el miedo prolongado produce un exceso de cortisol en la sangre que da lugar a la constricción de los vasos sanguíneos y provoca, en consecuencia, que el bebé reciba menos aporte de nutrientes y oxígeno. Este miedo, esta situación estresante prolongada, puede tener efectos negativos para el desarrollo del bebé a corto y largo plazo.

Además, tener miedo se ha relacionado con partos más largos y mayor probabilidad de cesárea electiva, dado que las mujeres con niveles muy altos de miedo suelen solicitar con más frecuencia una cesárea sin motivos médicos o de salud justificables.

Vivimos en una cultura que se esfuerza continuamente por hacernos creer que dar a luz es algo peligroso. Vídeos, películas, historias de terror a menudo narradas por las propias mujeres, que nos recuerdan que debemos sentir miedo a parir. Incluso el propio sistema sanitario y la atención a la mujer embarazada está basado en un paradigma de miedo, control y patología.

Así pues, ¿cómo no vamos a tener miedo si llevamos años recibiendo prácticas abusivas, dañinas y agresivas durante el parto? Hace ya mucho que el parto se convirtió en un proceso medicalizado, quirúrgico, estéril y desnaturalizado. Este proceso fisiológico que éramos completamente capaces de hacer solas, en la mayoría de las ocasiones, con la simple ayuda de una matrona formada, se transformó en un evento altamente intervenido y controlado que nos ha llegado a hacer sentir incapaces, dependientes y vulnerables. Y, durante años, todas estas experiencias han ido marcando nuestro material genético, traspasando el miedo de generación en generación a través de nuestras células. Esto se denomina «epigenética» y no hace muchos años que se ha descubierto, un período corto desde que sabemos que no solo cargamos con nuestros miedos, sino con todos los miedos y experiencias de varias generaciones pasadas.

Este miedo es una herramienta poderosa de control. Si nos domina, cederemos todo nuestro poder a los profesionales de la salud, y el poder debe estar siempre en nuestras manos. Si reducimos el miedo, daremos espacio a la confianza.

¿CÓMO REDUCIMOS ESTE MIEDO?

✓ La **información** es poder. El desconocimiento y la incertidumbre provocan miedo. Conocer todo el proceso y saber cuáles son tus opciones te ayudará a sentir que tienes el control. Lee de fuentes fiables.

✓ Acude a un buen curso de **preparación a la maternidad** que te proporcione información y herramientas que puedan aumentar el control sobre tu embarazo y parto.

✓ La evidencia científica nos dice que la **continuidad de cuidados** es muy importante en este aspecto. Tener durante el embarazo y el parto una misma matrona que te conoce, te ha asesorado y con quien has creado un vínculo aumenta la satisfacción materna y reduce el miedo al parto. Además, las mujeres que reciben asesoramiento personalizado liderado por **matronas** mejoran su confianza a través de la información y el conocimiento, y se muestran más tranquilas durante el proceso, lo que afectará positivamente al parto. Por otra parte, sentirte segura gracias al apoyo de alguien que conoces y en quien confías te hace sentir más empoderada y en disposición de tener una experiencia más positiva del parto, que a la vez aumentará la confianza en ti misma.

✓ La preparación durante el embarazo con técnicas de **hipnosis** puede ser de gran ayuda en el control del miedo.

✓ Si experimentas un miedo que domine tus pensamientos diarios, visitar una **psicóloga** perinatal puede ser de gran ayuda.

Solo nosotras podemos cambiar de nuevo la cadena. Tenemos el poder de traspasar el miedo y hacer un regalo de fuerza y poder a nuestras hijas. Solo nosotras podemos cambiar el mensaje escrito en nuestras células para que ellas ya no tengan que hacerlo. El miedo es un estado que podemos modificar y controlar.

2

Conoce tus derechos

Es importante conocer nuestros derechos para poder elegir libremente. En España, la ley 41/2002, de 14 de noviembre, que regula la **autonomía del paciente**, establece entre sus principios básicos que:

1. Toda actuación sanitaria requiere previo consentimiento informado.
2. Las usuarias tienen derecho a decidir libremente después de recibir información adecuada entre las opciones disponibles.
3. Las usuarias tienen derecho a negarse al tratamiento (excepto en casos determinados por ley).
4. Todo profesional está obligado a la prestación correcta de sus técnicas, así como al cumplimiento de los deberes de información y documentación clínica, respetando las decisiones adoptadas libre y voluntariamente de las usuarias.

Esta ley nos protege a las mujeres para que podamos elegir libremente sobre cualquier tratamiento o procedimiento que se pueda ejercer sobre nuestro cuerpo. Establece que se precisa consentimiento informado previo a cualquier intervención, ya sea algo tan simple como una analítica o algo más complejo, como una cesárea. Esta aceptación puede ser escrita o verbal según el tipo de intervención. Sin consentimiento informado, las actuaciones de los profesionales no son legales.

Según un informe de las Naciones Unidas emitido en 2019, se reconoce **el consentimiento informado como derecho humano y como salvaguardia de la violencia obstétrica**. Los Estados deben garantizar la aplicación adecuada del consentimiento informado respetando la autonomía de las mujeres y su integridad y capacidad para tomar decisiones.

Así pues, tenemos derecho a una información veraz, objetiva y científica. Para ello, es preciso que recibamos siempre la siguiente información respecto a las intervenciones o procedimientos que se nos propongan (acrónimo BRAIN):

1. Los Beneficios.
2. Los Riesgos.
3. Las Alternativas.
4. La Intuición.
5. Qué pasa si no hacemos Nada.

Es importante entender que, según la ley de autonomía del paciente, nuestra decisión pasa siempre por encima de cualquier protocolo o recomendación sanitaria.

Los protocolos son guías necesarias para los profesionales y para el buen funcionamiento de un sistema sanitario, pero debemos entender que los protocolos no son ley. Todo el mundo puede elegir seguir o no los protocolos; es lo que se llama «individualización de cuidados». Los profesionales debemos respetar la voluntad de las personas con respeto y sin juzgar dichas elecciones.

Solo los profesionales podrían decidir por nosotras en caso de riesgo para la salud pública, riesgo inmediato grave sin que sea posible recabar el consentimiento de la persona ni de sus familiares, o persona incapaz declarada judicialmente. Por lo tanto, según la ley, en ningún momento se deberían vulnerar nuestros derechos más básicos durante el embarazo; al contrario, la gestación y el parto son situaciones de especial protección a nivel legal de acuerdo con la Convención sobre la Eliminación de Todas las Formas de Discriminación contra la Mujer de 1979 (CEDAW) y su recomendación general 24 «La mujer y la salud».

Tenemos también derecho como usuarias a pedir una segunda opinión en caso de tener dudas sobre alguna intervención, procedimiento o recomendación.

LA EXPERIENCIA DE EVA

Eva quería parir en un hospital público de Cataluña y tenía muy claro cómo quería que fuera su parto: en el agua. Buscó y se informó sobre los protocolos de parto en el agua de todos los hospitales públicos de su región y se encontró con una misma respuesta: el protocolo solo permitía dilatación en el agua, no expulsivo.

Aunque estaba muy desanimada, Eva no quiso tirar la toalla y se puso en contacto con una abogada especialista en derechos sexuales y reproductivos, para ver cuáles eran sus opciones. La especialista le explicó que, aunque el protocolo dijera que no se permiten los expulsivos en el agua, quien decide al final, por ley, es la mujer.

Con esta información, Eva se empoderó aún más y decidió elaborar un buen plan de parto ayudada por una matrona independiente. Puso por escrito sus deseos y su conocimiento del protocolo. Dejó constancia de que conocía los riesgos y los beneficios del parto dentro del agua y de que, con la información en la mano, ella elegía ese tipo de parto.

Eva entregó el plan de parto en su visita de la semana 36 en el hospital elegido. Los profesionales leyeron con atención sus peticiones y le recordaron de nuevo que el protocolo no lo permitía. Ella, ya más segura de todo, explicó que le parecía muy bien lo que el protocolo recomendaba, pero que ella elegía parir en el agua y esperaba recibir el apoyo necesario, pues era su derecho. Los profesionales guardaron y archivaron su plan de parto con cierta reticencia.

A las 40 semanas y 3 días, Eva se puso de parto. Llegó al hospital dilatada de 6 cm. Había hecho un curso de preparación a la maternidad que le había ayudado muchísimo a gestionar el dolor en la primera fase del parto. Al llegar, su pareja entregó de nuevo el plan de parto a la matrona que los atendería.

Manuela, la matrona que los recibió, leyó con atención su plan de parto y le dijo: «Veo que te gustaría parir en el agua y estaré encantada de poder acompañarte. El protocolo no lo contempla, pero yo tengo el deber de atender tus peticiones por encima de cualquier protocolo. Además, hice una formación por mi cuenta en atención al parto en el agua con una matrona británica y haré lo que esté en mis manos para que tengas tu parto soñado. Voy a llenarte la bañera para que puedas entrar cuando lo necesites».

Con esas palabras, Eva supo que todo había valido la pena y que, con independencia de que su parto acabara o no en el agua, la persona que la acompañaba ese día atendería sus necesidades por encima de todo.

3

Elegir profesional

El debate principal se encuentra en si elegir matrona o ginecólogo/a para el acompañamiento del embarazo y el parto. Por este motivo, es importante señalar las diferencias que hay entre las competencias de ambos profesionales.

Los/as ginecólogos/as obstetras son médicos/as que han realizado el grado de Medicina y la especialización de 4 años en Obstetricia y Ginecología a la que pueden acceder a través del examen MIR. Esta formación los convierte en expertos/as de los órganos reproductores femeninos y, principalmente, en especialistas en el manejo de complicaciones, patología y cirugía obstétrica y ginecológica. En embarazos de alto riesgo, son los profesionales de referencia.

Las matronas son profesionales especialistas en salud sexual y reproductiva de la mujer a lo largo de toda su vida. Están reconocidas por la Organización Mundial de la Salud (OMS) y por la Unión Europea como profesión regulada con un perfil de competencias específico y una formación unificada en todos los Estados miembros. En España, la formación consiste en la realización del grado de Enfermería, seguido de la especialización de enfermería obstétrica y ginecológica de dos años, a la que se puede acceder a través del examen EIR.

Las matronas proporcionan una atención integral a la salud sexual, reproductiva y maternal de la mujer. Son las especialistas en prevención, promoción y atención a la madre durante todo el embarazo, parto y puerperio, así como las encargadas de la atención al recién nacido sano hasta los 28 días de vida.

Según la Organización Mundial de la Salud, las mujeres embarazadas deberían poder acceder a modelos de atención dirigidos por matronas, dado que la evidencia científica ha mostrado reiteradamente que la atención ofrecida por matronas mejora los resultados maternos y neonatales en comparación con los modelos ofrecidos por médicos en embarazos de bajo riesgo.

En la última revisión Cochrane[1] de 2016, titulada «Modelos de cuidados continuados liderados por matronas comparados con otros modelos de cuidado para la mujer durante el embarazo, parto y posparto» (*Midwife-led continuity models of care compared with other models of care for women during pregnancy, birth and early parenting*), se muestra que los principales efectos beneficiosos de la atención por parte de las matronas son la reducción del uso de epidurales, así como la menor probabilidad de recibir una episiotomía o un parto instrumentado. Además, consta que es menos probable

1. Cochrane es una base de datos internacional independiente que publica revisiones sistemáticas a partir de los resultados de los estudios publicados y disponibles en la actualidad. Se mantiene en constante actualización y se considera una de las fuentes más fiables de información disponible para usuarios y profesionales para facilitar la toma de decisiones informadas.

que las usuarias que recibieron atención por parte de matronas tuvieran un parto prematuro o perdieran a su hijo antes de las 24 semanas de gestación. La revisión concluye que es el modelo de atención más seguro y satisfactorio para las mujeres con embarazos normales.

Dichos hallazgos no difieren de otras investigaciones posteriores, como por ejemplo la de Patrick Thornton[2] publicada el año 2017, que concluye que en los partos vaginales atendidos por matronas existe menor riesgo de lesiones perineales graves, menor riesgo de inducción y menor uso de epidural, sin diferencias en los resultados neonatales con relación a los partos vaginales atendidos por médicos.

**DIEZ RAZONES PARA ELEGIR UNA MATRONA
SI TU EMBARAZO ES NORMAL**

1. Las matronas acompañan la maternidad desde un enfoque de normalidad, respetando la fisiología y proporcionando una atención individualizada y centrada en la mujer.
2. No abusan de intervenciones y pruebas médicas durante la gestación; basan sus recomendaciones en la evidencia científica.
3. Menor riesgo de parto prematuro o pérdida gestacional antes de las 24 semanas de gestación en comparación con otros modelos de acompañamiento que incluyen médicos.
4. Mayor probabilidad de que el parto se inicie de forma espontánea. El porcentaje de inducciones es menor en las mujeres acompañadas por matronas.

---

2. Thornton, P. (2017). «Characteristics of Spontaneous Births Attended by Midwives and Physicians in US Hospitals in 2014.» *Journal of Midwifery & Women's Health*, 62, 531-537; doi: 10.1111/jmwh.12638.

5. Menor riesgo de intervenciones en el parto, como la episiotomía o el parto instrumentado con ventosa o fórceps.
6. Menor probabilidad de necesitar una epidural en el parto, pues las matronas ofrecen alternativas no farmacológicas para el control del dolor y un acompañamiento continuado que ha mostrado reducir la necesidad de analgesia farmacológica intraparto.
7. Menor probabilidad de dar a luz por cesárea.
8. Mayor probabilidad de tener una lactancia materna exitosa.
9. Mayor satisfacción materna con la experiencia del parto y mayor sensación de control durante todo el embarazo, parto y posparto.
10. Menor riesgo de ansiedad o depresión posparto.

En conclusión, las matronas son las profesionales más indicadas para acompañar el embarazo, parto y posparto normal, mientras que los/as ginecólogos/as son los profesionales más adecuados para acompañar embarazos y partos de riesgo.

LA EXPERIENCIA DE SOFÍA

Sofía espera su segundo bebé. En su primer embarazo decidió que la atendiera su ginecóloga de toda la vida. No se sintió muy acompañada a nivel emocional, pero el hecho de hacerse tantas pruebas le dio seguridad. No tuvo ningún problema y todo el embarazo fue normal, aunque la sensación que tenía era de que estaba pasando un examen en cada visita. Sofía no se había informado tanto como su amiga Carmen, pero confiaba plenamente en su ginecóloga.

El parto transcurrió dentro de la normalidad, aunque, a su parecer y con los años, cree que hubo demasiadas intervenciones y un trato por parte de todo el equipo que no acabó de convencerla. Cuando mira para atrás, tiene la sensación de que ella fue una espectadora de su parto. Nada salió mal, pero siente que podría haber sido mejor. Esta vez, Sofía se ha informado bien. Además, está dentro de un foro de una asociación de parto respetado al que la invitó Carmen. Se está dando cuenta de muchas cosas gracias a las experiencias que comparten las mujeres y que a ella también le pasaron, cosas que podrían haber sido diferentes si las hubiera sabido.

En esta ocasión, quiere optar por la Seguridad Social, puesto que le han comentado que el embarazo lo acompañan matronas.

Ya lleva tres visitas y ha notado una gran diferencia. En este segundo embarazo no se ha hecho tantas ecografías, pero se ha sentido mucho más escuchada y atendida. Marta, su matrona, es un encanto. Responde a todas sus dudas sin importarle el tiempo. Además, le toca la barriga con las manos para medir el útero y ver la posición del bebé (que aún no se nota bien), algo que su ginecóloga nunca había hecho.

Aún queda mucho embarazo por delante, pero siente que esta vez sí está donde debería estar. Su embarazo es completamente normal y la matrona está tratándola como a una mujer sana y no como a una paciente.

4

Planificar el lugar, opciones disponibles

Parto en hospital público

La atención pública ofrecida por el Sistema Nacional de Salud español incluye el seguimiento del embarazo por parte de matronas, combinado con tres visitas ginecológicas con el médico obstetra para la realización de las ecografías, aunque en algunas comunidades autónomas el seguimiento se realiza con el médico de cabecera.

El seguimiento suele llevarse a cabo desde el centro de atención primaria de referencia, que, en teoría, debería garantizar la continuidad de cuidados por parte de una misma matrona, aunque a veces esta continuidad no es una realidad.

Según la zona donde se tenga el domicilio particular, la mujer tiene adjudicado un hospital de referencia público para dar a luz, que estará coordinado con el centro de salud de la zona.

A pesar de tener un hospital de referencia, la mujer puede

elegir dar a luz en otro hospital público. La derivación puede hacerse por parte de la matrona de referencia. Hay hospitales que aceptan también derivaciones gestionadas por la misma gestante.

Dar a luz en un hospital público, por norma general, garantiza protocolos más actualizados según la evidencia científica, menor número de intervenciones y mejores resultados de salud maternos y neonatales que los obtenidos en hospitales privados. Además, algunas de sus estadísticas son públicas, lo que asegura mayor transparencia.

Entre los contras de dar a luz en un hospital público destaca que las mujeres no conocen a los profesionales que las atenderán el día del parto, lo que muchas veces puede provocar incertidumbre e inseguridad en ellas.

Parto en hospital o clínica privada

Ya sea desde una mutua privada o pagando directamente a un centro, la mujer puede elegir un profesional concreto para el seguimiento del embarazo. Por lo general, este profesional es un ginecólogo o ginecóloga, dado que las mutuas no ofrecen atención liderada por matronas.

Durante toda la gestación, el seguimiento del embarazo lo hará el mismo profesional y será el mismo ginecólogo o ginecóloga, o un compañero de equipo, quien atenderá a la mujer el día del parto en la clínica u hospital donde dicho profesional tenga convenio para trabajar.

Normalmente, este modelo suele ser más atractivo para las mujeres, dado que garantiza más continuidad que el modelo público de salud. Sin embargo, ya hemos visto que la atención del embarazo dirigida por médicos obstetras y ginecólogos tiende a ser mucho más intervencionista y ofrece peores resultados maternos y neonatales, a pesar de la percepción de seguridad que la mujer puede experimentar al recibir un mayor número de pruebas e intervenciones. Además, según algunos estudios,[1] dar a luz en hospitales o clínicas privadas está relacionado con un mayor número de partos instrumentados o por cesárea.

Es muy importante que busques un centro que trabaje lo más acorde posible a tus preferencias para que te sientas segura. Si tu opción es parir en un hospital, te ofrezco algunas herramientas para encontrar el mejor lugar y te sugiero diez preguntas que podrías hacer. Sus respuestas y transparencia te orientarán para saber cómo trabaja el centro y así poder decidir con criterio el lugar en que darás a luz a tu bebé.

DIEZ ASPECTOS IMPORTANTES QUE PUEDES PREGUNTAR PARA ELEGIR CENTRO

1. **Porcentaje de cesáreas:** según la OMS, no está justificado sobrepasar el 10-15 % de cesáreas. Hacerlo no supone mejoras en los resultados maternos o neonatales, sino que aumenta los riesgos para ambos.

---

1. Bonvicini, L., Candela, S., Evangelista, A., Bertani, D., Casoli, M., Lusvardi, A., Messori, A. y Giorgi Ross, P. (2014). «Public and private pregnancy care in Reggio Emilia Province: An observational study on appropriateness of care and delivery outcome.» *BMC Pregnancy and Childbirth*; doi: 10.1186 / 1471-2393-14-72. Lutomski, J. E., Murphy, M., Devane, D., Meaney, S. y Green. R. A. (2014). «Private health care coverage and increased risk of obstetric intervention.» *BMC Pregnancy Childbirth* 14, 13; https://doi.org/10.1186/1471-2393-14-13.

2. **Porcentaje de partos fisiológicos:** esto incluye solo los partos vaginales que no han requerido ningún tipo de intervención como, por ejemplo, la epidural o la oxitocina sintética. Este porcentaje te orientará para saber el respeto a la fisiología y el acompañamiento que ofrece el centro.

3. **Manejo del dolor en el parto:** averiguar qué tipo de herramientas utilizan para el control del dolor y las herramientas no farmacológicas y farmacológicas de las que disponen.

4. **Matronas:** cuál es el rol de la matrona, la autonomía de la que dispone y la ratio de matronas. La autonomía profesional de las matronas va de la mano de la libertad de las mujeres en sus partos. Un hospital que no invierte en matronas no invierte en la salud ni en la satisfacción de las mujeres.

5. **Porcentaje de intervenciones:** número de episiotomías, inducciones, partos instrumentados, tipo de monitorización fetal, vía endovenosa, frecuencia de tactos vaginales o administración de oxitocina sintética para acelerar el parto.

6. **Protocolos:** cuál es el protocolo en caso de rotura espontánea de la bolsa del líquido amniótico a término o de gestación prolongada. Posibilidad de individualizar cuidados según necesidades y preferencias personales incluso si esto supone salir del protocolo habitual.

7. **Acompañantes que puedes tener en el parto:** habitualmente, se autoriza un solo acompañante, pero hay hospitales que ya permiten dos. Es importante que el hospital contemple el acompañamiento de al menos una persona de su elección en cualquier tipo de parto.

8. **Cesárea de emergencia:** ¿qué ocurre ante una cesárea de emergencia con la madre, la pareja y el bebé? Es importante preguntar si la pareja puede estar presente siempre y si se respetará el pinzamiento tardío del

cordón umbilical, el piel con piel de la madre con el recién nacido inmediatamente después de nacer, el inicio precoz de la lactancia materna o si habrá separaciones.

9. **Pinzamiento del cordón umbilical:** si el hospital es respetuoso con las necesidades del bebé y tiene protocolos actualizados, informará a los padres de que el mejor destino para la sangre del cordón es su receptor, el bebé. Y, por lo tanto, procurará que todos los bebés reciban un pinzamiento tardío del cordón umbilical, incluso en bebés prematuros o en caso de que precisen reanimación al nacer.

10. **El recién nacido:** respeto del piel con piel ininterrumpido después del nacimiento, inicio precoz de la lactancia materna, opciones para la administración de la vitamina K del recién nacido y no separación para exploraciones del bebé.

Parto en casa de partos

Las casas de parto son unidades lideradas por matronas y pueden estar adjuntas a un hospital o en centros independientes.

En la actualidad existe una totalmente pública en España, que se encuentra en Cataluña y está adherida a su hospital de referencia. Este modelo de atención, muy extendido ya en Europa, garantiza menor número de intervenciones para la madre y mayor satisfacción materna, sin que se muestren diferencias en los resultados de morbilidad o mortalidad neonatal en comparación con el parto en unidades de alto riesgo o salas de parto convencionales.

Las casas de parto son pequeñas unidades con una decoración cálida y con bañera de partos, que cuentan con un equipo de matronas especializado en atención al parto normal. No se llevan a cabo intervenciones rutinarias en las casas de parto y, ante cualquier desviación de la normalidad, se traslada a la mujer a la sala de partos del hospital.

Normalmente, la mujer a la que se atiende en una casa de partos conoce con antelación a sus matronas de referencia y ha llevado el seguimiento del embarazo desde el mismo sistema público de salud. Su embarazo debe ser de bajo riesgo.

También existen algunas casas de parto privadas independientes en España. Cuando una mujer decide dar a luz en ellas, contrata el servicio de forma privada. El seguimiento del embarazo y la atención al parto los llevarán a cabo un equipo de matronas que la mujer conoce y que garantizarán la continuidad de los cuidados. Las casas de parto independientes muestran igual seguridad que las casas de parto adheridas al hospital, a pesar del margen de tiempo cuando se presenta la necesidad de un traslado.

Parto en casa

El Tribunal Europeo de Derechos Humanos sentenció en el año 2010 que la atención al parto en casa es un derecho de las mujeres en Europa. Los Estados miembros deberían garantizar una atención digna y segura con facilidades y acceso al parto en casa para mujeres que desean dar a luz en su propio hogar.

Actualmente, en España el parto en casa es privado, aunque en muchos países desarrollados ya lo financia, incluye o reembolsa el mismo sistema público de salud.

Cuando una mujer desea dar a luz en casa, se recomienda

que busque una matrona o equipo de matronas que puedan acompañarla. El seguimiento del embarazo se lleva a cabo de forma conjunta y paralela a la del sistema público o privado que haga la mujer.

A pesar de estar rodeado de mitos y prejuicios, el parto planificado en casa en mujeres de bajo riesgo y atendido por matronas ha mostrado reducir el porcentaje de episiotomías, los partos instrumentados con fórceps y ventosa, y las cesáreas. Asimismo, aumenta el porcentaje de partos fisiológicos y disminuye el riesgo de ciertas complicaciones obstétricas, como la hemorragia posparto, las infecciones o los desgarros perineales severos, sin aumentar los riesgos para el bebé en comparación con los partos de bajo riesgo planificados en hospitales, según algunos estudios actuales.[2] También se asocia a una mayor satisfacción de la madre y mejores tasas de lactancia materna.

Cuando una mujer decide dar a luz en casa, se precisa un plan de traslado y coordinación con los servicios de salud para poder asegurar los mejores resultados maternos y neonatales.

2. Hutton, Eileein K., Reitsma, A., Simioni. J., Brunton, G. y Kaufman, K. (2019). «Perinatal or neonatal mortality among women who intend at the onset of labour to give birth at home compared to women of low obstetrical risk who intend to give birth in hospital: A systematic review and meta-analyses.» *The Lancet*. https://doi.org/10.1016/j.eclinm.2019.07. 005; Scarf, V. L., Rossiter, C., Vedam, S., Dahlen, H. G. Ellwood, D., Forster, D., ... Homer, C. S. E. (2018). «Maternal and perinatal outcomes by planned place of birth among women with low-risk pregnancies in high-income countries: A systematic review and meta-analysis and meta-analysis.» *Midwifery*, 62, 240-255. doi: 10.1016 / j.midw.2018.03.024; Reitsma, A., Simoni J., Brunton, G., Kaufman, K., Hutton, E. K. (2020). «Maternal outcomes and birth interventions among women who begin labour intending to give birth at home compared to women who intent to give birth in hospital: A Systematic review and meta-analysis.» *The Lancet*, 21. doi: 10.1016/j.eclinm.2020.100319.

LA EXPERIENCIA DE MARTINA

Martina está esperando su primer bebé. Tiene una amiga en Inglaterra que dio a luz el año pasado en una casa de partos pública de Londres. Está tan contenta con la experiencia, que Martina busca desesperadamente una opción similar en España.

Investiga sus opciones y se da cuenta de que en España el sistema público de salud solo ofrece atención al parto hospitalario, a excepción de alguna región que empieza a tener unidades dirigidas por matronas, pero nada que ver con la casa de partos pública independiente en la que dio a luz su amiga.

Decide visitar dichas unidades públicas de bajo riesgo hospitalarias, pero no sale convencida. Se da cuenta de que, para acceder, su embarazo no puede sobresalir de la normalidad y ella tiene un hipotiroidismo controlado desde hace años. Al ponerle ciertas pegas, investiga otras alternativas y encuentra en un pequeño pueblo una casa de partos privada, situada cerca de un hospital público. Pide información y el equipo le parece muy humano y cercano. Siente que quizá ese es su lugar, aunque le hacen dudar los 2.000 euros que tiene que pagar de su bolsillo. Al final, Martina y su pareja deciden hacer el esfuerzo: el parto y nacimiento de su primer hijo valen este dinero o más, y pedirán ayuda a familiares y amigos.

Unas semanas más tarde, Martina da a luz en la casa de partos. Un parto corto y fácil.

Martina, que es periodista, decide explicar su maravilloso parto en un conocido periódico unos meses después. Quiere compartir con las mujeres españolas que en otros países el parto en casa o en casas de parto es una realidad financiada por el sistema público de salud. Desea que conozcan que, en otros países, si el sistema no ofrece diferentes opciones, al menos devuelve el dinero total o parcialmente. Anima a las mujeres españolas a conocer y reivindicar sus derechos reproductivos. La experiencia que ha vivido es tan poderosa que Martina necesita que toda mujer española sepa que existen alternativas que, aunque a día de hoy son un privilegio, deberían ser una realidad accesible para todas.

5

Cómo cuidar el embarazo

Suplementos nutricionales

El único suplemento recomendado en nuestro entorno de forma sistemática, según la evidencia científica disponible, es el ácido fólico (400 mcg) de forma preconcepcional y hasta las doce semanas de gestación. Solamente en algunos casos, como la toma prolongada de anticonceptivos hormonales orales, se aconseja una dosis superior.

El ácido fólico se recomienda para la prevención de los defectos del tubo neural. Más allá de las doce semanas, el sistema nervioso del bebé ya está formado y, por lo tanto, seguir tomando el ácido fólico no aporta ninguna ventaja.

No existe consenso científico para recomendar suplementos de yodo sistemáticos. La evidencia[1] es pobre y de baja cali-

1. Harding K. B., Peña-Rosas J., Webster A. C., Yap C. M. Y., Payne B. A., Ota, E. y De-Regil, L. (2017). «Iodine supplementation for women during the preconception, pregnancy and postpartum period.» *Cochrane*

dad, y, dado que puede tener efectos adversos, no es correcto hacer recomendaciones generales.

No existe ningún otro suplemento indicado en el embarazo de forma sistemática. No es recomendable tomar multivitamínicos de manera rutinaria en nuestro contexto. Cualquier vitamina o medicamento debe estar médicamente prescrito y justificado, pues puede tener efectos adversos.

Dieta

La dieta es siempre importante y configura la base de nuestra salud, pero en el embarazo tiene mayor peso aún, porque está científicamente demostrado que la alimentación de una mujer gestante es clave en la futura salud del hijo que gesta.

Algunas investigaciones[2] han establecido relaciones entre la dieta y el riesgo de desarrollar ciertas patologías durante el embarazo, como la preeclampsia, la diabetes gestacional o el parto prematuro. Además, según la dieta que la madre tenga durante la gestación, el bebé tendrá mayor o menor riesgo de padecer ciertas enfermedades, como obesidad o asma, en la infancia.

Es clave obtener nutrientes a través de alimentos frescos, sanos, variados y biológicos, y tomar consciencia de la importancia que tienen los alimentos que consumimos en nuestras células, nuestros cuerpos y nuestros bebés, y educarnos en consecuencia.

Database of Systematic reviews, 2017, 3. doi: 10.1002/14651858.CD011761. pub2.

2. Chen, X., Zhao, D., Mao, X., Xia, Y., Baker, P. N. y Zhang, H. (2016). «Maternal Dietary Patterns and Pregnancy Outcome.» *Nutrients*, 8 (6), 351. https://doi.org/10.3390/nu8060351.

RECOMENDACIONES

✓ Realizar de cuatro a seis comidas al día.
✓ Medidas higiénicas: lavar bien todas las frutas y verduras con agua.
✓ Cocinar bien la carne, el pescado y los huevos.
✓ Evitar el consumo de embutidos crudos.
✓ Prescindir de lácteos no pasteurizados.
✓ Asegurar un aporte de yodo óptimo a través de la comida con lácteos, pescado, huevos o sal yodada.
✓ Reducir el consumo de alimentos procesados.
✓ Aumentar el aporte de frutas y hortalizas.
✓ Cuidar la ingesta de líquidos.
✓ Asegurar una ingesta adecuada de pescado azul, por su alto contenido en ácidos grasos omega 3 y nutrientes esenciales para el desarrollo del bebé.
✓ Moderar el consumo de cafeína y evitar bebidas energéticas o azucaradas.
✓ Evitar el consumo de grandes peces, como el atún rojo o el pez espada por su alto contenido en mercurio.
✓ Moderar el consumo de paté por su alto contenido en vitamina A, pues su exceso puede provocar daños en el bebé.
✓ Tomar un suplemento de B12 en caso de dieta vegana.
✓ La congelación a −20 grados centígrados más de 48 horas reduce la transmisión de toxoplasmosis en embutidos y de anisakis en pescado crudo.

Ejercicio físico

El ejercicio físico durante la gestación ayuda a regular la ganancia de peso durante el embarazo, sobre todo cuando también se cuida la dieta. El peso inicial es importante para establecer el IMC (índice de masa corporal), pero no se recomienda pesar en cada visita de forma rutinaria a la gestante sana.

GANANCIA DE PESO EN EL EMBARAZO SEGÚN LA GUÍA DE PRÁCTICA CLÍNICA DEL MINISTERIO DE SANIDAD ESPAÑOL

✓ IMC inferior a 19,8 kg/m² → De 12,5 a 18 kg
✓ IMC entre 19,8 y 26 kg/m² → De 11,5 a 16 kg
✓ IMC entre 26 y 29 kg/m² → De 7 a 11,5 kg
✓ IMC superior a 29 kg/m² → Al menos 6 kg
✓ Embarazo gemelar → De 16 a 20,5 kg

Hay evidencia científica que sugiere que el ejercicio físico puede reducir el riesgo de parto por cesárea y bebés con peso superior a 4 kg, en especial si se combina con una dieta saludable en mujeres con factores de riesgo.[3]

Es recomendable que, si la mujer hacía ejercicio regular antes del embarazo, siga con dicho programa adecuándolo a las necesidades del embarazo. Si la mujer no hacía ejercicio físico antes del embarazo, se aconseja iniciar durante la gestación una rutina de ejercicio físico regular y moderado o suave como, por ejemplo, yoga o natación para embarazadas.

---

3. Muktabhant, B., Lawrie, T. A., Lumbiganon, P. y Laopaiboon, M. (2015). «Diet or exercise, or both, for preventing excessive weight gain in pregnancy.» *Cochrane Database of Systematic Reviews*, 2015, 6. doi: 10. 1002/14651858.CD007145.pub3.

BENEFICIOS DEL EJERCICIO FÍSICO EN EL EMBARAZO

✓ Aumenta la sensación de bienestar y autoestima materna.
✓ Evita el excesivo aumento de peso.
✓ Mejora la postura y el tono muscular.
✓ Disminuye las lumbalgias.
✓ Reduce el riesgo de diabetes gestacional.
✓ Facilita el trabajo de parto y reduce el riesgo de intervenciones obstétricas y cesárea.
✓ Favorece la recuperación posparto.

Evitar tóxicos

La placenta es un maravilloso órgano que, además de otras funciones, actúa como filtro. Sin embargo, hay ciertas sustancias tóxicas capaces de traspasar la barrera placentaria y de llegar al bebé, como, por ejemplo, el tabaco, el alcohol o cualquier otra droga.

Fumar durante el embarazo se asocia a mayor riesgo de aborto espontáneo, muerte intrauterina, desprendimiento de la placenta, parto prematuro, bajo peso al nacer, mayor mortalidad y morbilidad neonatal. Por este motivo, se recomienda dejar de fumar antes del embarazo y, en caso de fumar al inicio, dejarlo tan pronto como sea posible para reducir cualquier riesgo.

El consumo de alcohol durante la gestación está relacionado con un mayor riesgo de aborto espontáneo, retraso en el crecimiento del bebé, parto prematuro y afectación en el neurodesarrollo cerebral. Además, se vincula al síndrome alcohólico fetal, que se caracteriza por dismorfología facial específica y problemas neurológicos, en el desarrollo del aprendizaje, social, físico y de comportamiento. La recomendación es evitar el consumo de alcohol en el embarazo.

Algunos fármacos como las benzodiacepinas también pueden causar importantes efectos adversos, como bajo peso o abstinencia al nacer. Es importante consultar con el médico en caso de consumir dicho grupo de fármacos, para reducir, cambiar o eliminar el medicamento.

Además del consumo de tóxicos, los contaminantes ambientales también ejercen un gran impacto en la gestación y sus resultados. Hay estudios que muestran que la polución ambiental puede estar relacionada con un riesgo mayor de retraso en el crecimiento uterino de los bebés y una mayor probabilidad de parto prematuro.[4]

Por último, y no menos importante, la exposición a ciertos productos de cosmética o limpieza que están en contacto con la piel tiene también un papel importante en el aumento de tóxicos en el embarazo. La evidencia científica actual nos muestra que los disruptores endocrinos,[5] como el bisfenol A o los parabenos, se acumulan en la madre y traspasan la barrera placentaria, y pueden afectar negativamente al crecimiento y el desarrollo del bebé intrauterino.

4. Liu, Y., Xu, J., Chen, D., Sun, P. y Ma, X. (2019). «The association between air pollution and preterm birth and low birth weight in Guangdong, China.» *BMC Public Health* 19, 3. https://doi.org/10.1186/s12889-018-6307-7.

5. Kelley, A. S., Banker, M., Goodrich, J. M., Dolinoy, D. C., Burant, C., Domino, S. E., ... Padmanabhan, V. (2019). «Early pregnancy exposure to endocrine disrupting chemical mixtures are associated with inflammatory changes in maternal and neonatal circulation.» *Sci Rep* 9, 5422. https://doi.org/10.1038/s41598-019-41134-z.

6

Vacunas y embarazo

Tosferina

La tosferina es una enfermedad respiratoria muy contagiosa causada por la bacteria *Bordetella pertussis*. En España, su incidencia en el año 2010, según un informe publicado por el Ministerio de Sanidad en el año 2012 titulado *Revisión del Programa de Vacunación frente a la tos ferina en España*, fue de 1,92 por 100.000 habitantes. El número de ingresos hospitalarios fue de 1 de cada 100.000 personas y la mortalidad fue de 0,07 por millón de habitantes. En el año 2011, la incidencia se multiplicó por cuatro y ascendió a 7,2 casos por 100.000, pues es una enfermedad que produce ondas epidemiológicas que podrían deberse a la mejora de la vigilancia epidemiológica y el diagnóstico, a la menor efectividad de la vacuna acelular a medio plazo y a la reemergencia de nuevas cepas con resistencia a la vacuna actual.

La tosferina es una enfermedad tratable con antibióticos

y que por lo general tiene buen pronóstico, pero en menores de 1 año experimenta el mayor número de casos que requieren ingreso hospitalario con una cifra de 8,75 por 100.000 en el año 2010 y con mayor incidencia dentro de este grupo en los menores de 2 meses, que aún no han recibido inmunización frente a la enfermedad. Entre 2007 y 2010 se registró un incremento en el número de defunciones por tos ferina, con una media anual de 3,75 defunciones, todas en menores de 1 año.

Ante el incremento de casos notificados, se implementó en España la vacunación sistemática frente a la tosferina (con componentes en la vacuna frente al tétanos, la difteria y la tosferina) desde el año 2015.

Con el objetivo de que los anticuerpos traspasen la barrera placentaria de las embarazadas y así ofrecer inmunidad a los bebés hasta que no reciben inmunización frente a la enfermedad, se recomienda la vacunación entre la semana 28 y 32 de gestación. Los efectos secundarios más habituales son dolor, hinchazón o enrojecimiento de la zona de punción.

La evidencia científica muestra que:

- La efectividad de la vacunación varía entre el 38 y el 91 %; en ningún caso se obtendrá protección para el bebé al 100 %.
- Una revisión sistemática[1] encontró mayor riesgo de corioamnionitis (infección del líquido amniótico y las membranas) en mujeres que recibieron la vacunación durante el embarazo.

1. Vygen-Bonnet, S., Hellenbrand, W., Garbe, E., Von Kries, R., Bogdan, C., Heininger, U., Röbl-Mathieu, M., & Harder, T. (2020). «Safety and effectiveness of acellular pertussis vaccination during pregnancy: A systematic review.» *BMC infectious diseases*, 20(1), 136. https://doi.org/10.1186/s12879-020-4824-3.

- Se ha observado en un estudio[2] interferencia en la producción de anticuerpos en los bebés de madres vacunadas una vez que reciben ellos inmunización en la infancia.

Según los estudios disponibles, parece ser que el riesgo-beneficio a corto plazo de ofrecer la vacunación sistemática es positivo, aunque necesitamos estudios a largo plazo para extraer conclusiones definitivas sobre su eficacia y seguridad. Ante la información disponible, es preciso que cada mujer elija según sus circunstancias personales, creencias y los riesgos que ella prefiera asumir.

Gripe

La gripe es una enfermedad respiratoria infecciosa causada por el virus influenza A y B. En el embarazo aumenta el número de hospitalizaciones y complicaciones, y, por este motivo, las embarazadas se consideran grupo de riesgo. El Ministerio de Sanidad recomienda la vacunación en cualquier momento de la gestación en mujeres que estén embarazadas durante los meses de alta incidencia de la enfermedad. Los efectos secundarios comunes son dolor, hinchazón, enrojecimiento de la zona y fiebre.

2. Villarreal Pérez, J. Z., Ramírez Aranda, J. M., Cavazos, M. O., Zamudio Osuna, M. J., Perales Dávila, J., Ballesteros Elizondo, M. R., Gómez Meza, M. V., García Elizondo, F. J., y Rodríguez González, A. M. (2017). «Randomized clinical trial of the safety and immunogenicity of the Tdap vaccine in pregnant Mexican women.» *Human Vaccines & Immunotherapeutics*, 13:1, 128-135. doi: 10.1080/21645515.2016.1232786.

La revisión Cochrane[3] reconoce que no se sabe con exactitud si la vacunación en embarazadas ofrece protección frente a la gripe y que, en todo caso, esta protección es muy limitada. Concluye que los adultos sanos, incluidas las embarazadas, que reciben la vacuna experimentan una reducción muy modesta de la incidencia de la enfermedad.

Aunque el 29 % de los estudios analizados en la revisión Cochrane los financian las propias industrias, se cree que la vacunación no está asociada a efectos adversos graves.

Ante la evidencia científica disponible, cada mujer debe valorar según sus propias circunstancias personales y creencias si quiere o no recibir inmunización frente a la gripe durante el embarazo.

Inmunoglobulina anti-D

La inmunoglobulina anti-D no se considera una vacuna, sino que es un producto sanguíneo obtenido a partir de personas donantes que se han sensibilizado previamente. Su administración tiene los mismos efectos secundarios que podría tener cualquier otro producto sanguíneo.

Se administra a las mujeres embarazadas con grupo sanguíneo Rh negativo, que son un 15 % del total, con la intención de evitar la sensibilización materna al Rh del bebé en caso de que este fuera positivo.

La sangre materna y del bebé no se mezclan durante el embarazo, pero durante el parto o en ciertas situaciones del emba-

3. Demicheli, V., Jefferson, T., Ferroni, E., Rivetti, A., Di Pietrantonj, C. (2018). «Vaccines for preventing influenza in healthy adults.» *Cochrane Database of Systematic Reviews*, 2018, 2. doi: 10.1002/14651858.CD001269. pub6.

razo podrían llegar a entrar en contacto. Ante dicha sensibilización materna, la madre produciría anticuerpos que atacarían la sangre fetal en la circulación materna, lo que podría causar que en futuros embarazos el cuerpo materno pudiera atacar las células sanguíneas fetales de bebés con Rh positivo y generar la enfermedad hemolítica del recién nacido.

Se estima que para prevenir una muerte por enfermedad hemolítica del recién nacido entre 2.500 y 4.000 mujeres deben recibir una anti-D, es decir, es una situación poco frecuente.

Para poder evitar dicha sensibilización se recomienda la administración de la inmunoglobulina anti-D alrededor de las 28 semanas de gestación y durante las 72 horas después del parto en caso de haber tenido un bebé con Rh positivo.

Se estima que en un 10 % de los casos la vacuna atraviesa la barrera placentaria y tiene la capacidad de atacar los glóbulos rojos del bebé en caso de ser Rh positivo, y causar una anemia leve que no precisa tratamiento.

Al ser una vacuna que no beneficia a la madre ni al bebé, sino a futuros bebés, la madre debería valorar si desea o no su administración según sus circunstancias personales y su futura vida reproductiva.

Una alternativa a la administración sistemática sería un análisis del ADN fetal en el plasma materno para determinar el Rh del bebé; en caso de Rh negativo, podríamos ahorrar la administración de muchas anti-D.

7

Molestias más frecuentes del embarazo

Náuseas y vómitos

Hasta un 80 % de las mujeres embarazadas pueden sufrir náuseas, vómitos o hiperémesis durante los primeros meses de embarazo. Esta condición está asociada a un aumento de las hormonas, el estrés y factores nutricionales (déficit de vitamina B6, zinc o magnesio), y puede afectar al día a día de la mujer e incluso tener efectos psicológicos muy negativos por el hecho de no poder vivir el comienzo del embarazo con normalidad. Un estudio realizado en 2014 demostró que podrían tener un efecto protector ante pérdidas gestacionales al inicio del embarazo.[1]

1. Koren, G., Madjunkova, S. y Maltepe, C. (2014). «The protective effects of nausea and vomiting of pregnancy against adverse fetal outcome: A systematic review.» *Reproductive Toxicology*, 47, 77-80. doi: 10.1016 / j.reprotox.2014.05.012.

A menudo, las mujeres reciben poca ayuda y perciben escasa empatía ante esta situación, que suele afectar a su calidad de vida e implica dificultades para llevar a cabo una dieta sana o su trabajo habitual.

COSAS QUE PUEDES PROBAR

✓ Cuidar la dieta, comer pocas cantidades y a menudo. Reducir las grasas, los fritos y el azúcar. Mejor alimentos fríos que calientes.
✓ Evitar tomar líquido en ayunas.
✓ Reducir el estrés.
✓ Realizar sesiones de acupuntura y acupresión del punto P6.
✓ Tomar preparados o infusiones de jengibre.
✓ Tomar píldoras de extracto de ciruela *ume* china.

Acidez e indigestión

Sensación de malestar (quemazón) en la parte superior del sistema digestivo, que suele aparecer en el segundo o tercer trimestre de la gestación debido al aumento del tamaño del bebé, que comprime los órganos digestivos, y las hormonas del embarazo, que favorecen que el ácido del estómago refluya hacia el esófago.

> **COSAS QUE PUEDES PROBAR**
>
> ✓ Cuidar la dieta, evitar comidas pesadas. Comer menos cantidad y a menudo. Evitar fritos, chocolate, tomate, bebidas cítricas o con cafeína.
> ✓ Masticar bien.
> ✓ No acostarte después de comer.
> ✓ Descansar incorporada.
> ✓ Tomar infusión de manzanilla.
> ✓ Realizar sesiones de acupuntura o reflexología.

Insomnio

Es muy común en el embarazo, debido a múltiples cambios físicos, psicológicos, emocionales y hormonales. Lo padecen alrededor del 70 % de las embarazadas, según la Sociedad Española del Sueño. No se recomienda una terapia farmacológica por sus efectos adversos.

> **COSAS QUE PUEDES PROBAR**
>
> ✓ Reducir el estrés.
> ✓ Aplicar técnicas de relajación.
> ✓ Tomar un baño caliente antes de acostarte.
> ✓ Cuidar la dieta de antes de ir a dormir, comer poca cantidad y pronto.
> ✓ Hacer yoga.
> ✓ Realizar sesiones de acupuntura.
> ✓ Practicar la natación.
> ✓ Realizar sesiones de aromaterapia con aceite esencial de lavanda.

Hemorroides

Son venas inflamadas en la zona rectal. Es una dolencia frecuente en el embarazo debido a la dificultad del retorno venoso.

COSAS QUE PUEDES PROBAR

✓ Dieta alta en fibra, frutas y vegetales abundantes, poca carne.
✓ Pomadas para las hemorroides.
✓ Estar sentada el menor tiempo posible.
✓ Limpiarte con agua, no con papel higiénico.
✓ Posturas antigravedad para descongestionar la zona.
✓ Hacer una pasta de agua y azúcar y aplicarla directamente cuando las hemorroides están muy congestionadas. Su tamaño se reducirá.
✓ Arcilla verde.
✓ Duchas de agua fría.

Estreñimiento

Es una situación muy común en el embarazo, debido a los cambios físicos y hormonales (progesterona y relaxina). Casi la mitad de las mujeres padecen estreñimiento durante el embarazo. Es una situación que puede empeorar con los suplementos de hierro.

COSAS QUE PUEDES PROBAR

✓ Dieta: ligera, abundante en fibra, cereales integrales, legumbres y con aumento de la ingesta de frutas y verduras.

✓ Evitar productos refinados o fritos.
✓ Cambiar el suplemento de hierro si lo tomas.
✓ Ejercicio físico regular.
✓ Posición en cuclillas.
✓ Beber abundante agua.
✓ Tomar un vaso de agua caliente en ayunas.
✓ Masaje circular de abdomen (en el sentido de las agujas del reloj).
✓ Semillas de lino (tomar el agua en ayunas después de haberlas dejado en remojo toda la noche).
✓ También en ayudas, comer ciruelas remojadas durante la noche.
✓ Reflexología.

Ciática y dolor de espalda

La inflamación del nervio ciático se produce por la sobrecarga de presión que se sufre en el embarazo. La hormona relaxina relaja los ligamentos, la musculatura y la estructura ósea, y esta distensión provoca dolor.

Alrededor del 30 % de las mujeres sufren ciática en el embarazo, que normalmente aparece en el segundo y tercer trimestre de la gestación; el 70 % manifiesta dolor de espalda en algún momento.

COSAS QUE PUEDES PROBAR

✓ Ejercicio físico regular y moderado en tierra o agua para prevenir y reducir los síntomas (caminar, nadar, yoga).
✓ Postura: evitar la hiperlordosis, tener la espalda recta, los pies bien apoyados, las rodillas flojas y los hombros relajados.
✓ Evitar esfuerzos innecesarios, pesos.

✓ Prescindir de los tacones.
✓ Cuidar el descanso.
✓ Evitar estrés y tensiones.
✓ Duchas y baños calientes (calor local).
✓ Masajes con aceite esencial de lavanda.
✓ Acupuntura.
✓ Reflexoterapia.
✓ Fisioterapia.
✓ Osteopatía.

Candidiasis

La *Candida albicans* es un tipo de hongo que vive en armonía en el tracto digestivo y vaginal; sin embargo, a veces, se produce una disbiosis debido a cambios hormonales o la administración de ciertos fármacos como los antibióticos o corticoides.

El flujo vaginal es muy abundante en el embarazo y es normal. Pero si se produce picazón y flujo blanquecino y granuloso, se debería descartar una candidiasis.

En caso de diagnóstico confirmado, tu matrona te recetará un tratamiento local.

COSAS QUE PUEDES PROBAR

✓ Evitar protectores de braguitas.
✓ Intentar reducir el estrés (altera el pH vaginal).
✓ Cuidar la dieta: reducir azúcares. Ingerir alimentos crudos, yogur, kéfir y chucrut.
✓ Higiene: limpiarse de delante hacia atrás, utilizar jabón ácido solo una vez al día y usar ropa interior de fibras naturales.
✓ Tomar probióticos orales.
✓ Hacer lavados con infusión de tomillo.

Anemia

Durante el embarazo, el volumen plasmático se extiende un 50 %. Esta hemodilución produce una bajada en la concentración de los niveles de hemoglobina, que suele alcanzar los más bajos en el segundo trimestre, mientras que en el tercero vuelve a subir fisiológicamente.

Según la OMS, un 23 % de las mujeres en los países industrializados tienen anemia durante el embarazo. Se considera anemia cuando los valores de hemoglobina al inicio del embarazo son inferiores a 11 g / 100 ml y a las 28 semanas a 10,5 g / 100 ml. Es importante medir también la ferritina (reservas de hierro): su valor normal es entre 15 y 300 ng/mL y suele bajar antes que la hemoglobina.

Los síntomas de la anemia son palidez de mucosas, fatiga, mareos, dolor de cabeza, dificultad para respirar, taquicardia y palpitaciones.

En caso de tener anemia, tu matrona te recetará hierro oral.

COSAS QUE PUEDES PROBAR

✓ Evitar el estrés.
✓ Fomentar el descanso, sobre todo después de comer y por las noches.
✓ Una dieta rica en hierro: cereales integrales, legumbres, vegetales verdes y rojos, higos, orejones, pasas y ciruelas, seitán, alfalfa germinada, cítricos (vitamina C), mejillones y almejas, carne roja, zumos de remolacha.

8

Pruebas del embarazo, ¿son todas necesarias?

Analíticas

El Sistema Nacional de Salud recomienda tres analíticas rutinarias de sangre en la gestante y un urinocultivo durante la gestación.

Primer trimestre

En la primera analítica de sangre, se realiza un hemograma completo, el grupo sanguíneo y el factor Rh, una prueba de Coombs indirecta, cribado de rubeola, sífilis, hepatitis B y virus de la inmunodeficiencia humana (VIH).

No se debería ofrecer sistemáticamente el cribado de la toxoplasmosis, de la varicela, del citomegalovirus o el herpes simple, tan solo se debería ofrecer el cribado de hepatitis C o la glicemia plasmática basal a mujeres de alto riesgo.

En esta analítica, se recoge también sangre para el cribado combinado de anomalías cromosómicas fetales (síndrome de Down, Edwards y Patau). No es necesario realizar esta analítica a primera hora de la mañana ni ir en ayunas (a no ser que se programe una glicemia basal).

Segundo trimestre

En la segunda analítica de sangre se lleva a cabo de nuevo un hemograma completo, grupo sanguíneo, Rh y prueba de Coombs en mujeres Rh negativas, junto a la prueba de O'Sullivan para el cribado de la diabetes gestacional, de la que hablaremos más tarde.

No es necesario ir en ayunas; es más, se recomienda haber desayunado previamente.

Tercer trimestre

En la tercera y última analítica de sangre se realiza de nuevo un hemograma completo y el cribado de VIH. En algunos sitios se llevan a cabo también pruebas de coagulación en el tercer trimestre.

Según la Organización Mundial de la Salud, en mujeres de bajo riesgo sería suficiente la realización de dos únicos análisis de sangre durante el embarazo.

La realización del urinocultivo se puede hacer entre la semana 12 y 16 para detectar bacteriuria asintomática. Si el resultado es negativo, no se debería repetir más durante el embarazo.

LA EXPERIENCIA DE SANDRA

Sandra está embarazada de 8 semanas y tiene pánico a las agujas. En su primera visita con la matrona, se entera de que le harán tres analíticas durante el embarazo. Preocupada, le comunica a su matrona que dichas pruebas la aterrorizan. Y le suplica que no se las hagan.

La matrona le explica que es importante hacer ciertas pruebas, como las analíticas, para ver el estado de salud de la madre y detectar si existen factores de riesgo. Sandra entiende lo que le está explicando, pero entra en una crisis de ansiedad. La matrona la atiende, la abraza, la tranquiliza. Una vez que respira con normalidad, le explica que en realidad ninguna prueba es obligatoria, que ella elige. Pero también le informa de que sería importante al menos realizar la primera analítica, que es la más completa y necesaria, y que, en caso de acceder, pueden ponerle crema anestésica si tiene pánico a las agujas. Incluso le explica que ella misma le hará la prueba si así lo desea. Sandra se tranquiliza al ver que existen opciones y flexibilidad. Accede a que sea su matrona quien le realice la primera analítica, y todo sale bien.

Al llegar al segundo trimestre, Sandra le expone a la matrona que se ha informado y, como ella no tiene factores de riesgo para una diabetes gestacional, se niega a hacer la segunda analítica. La matrona la escucha, le informa sobre sus opciones y finalmente anota en su historia clínica su rechazo a la prueba. Le dice que puede estar tranquila, que es una mujer sin factores de riesgo con un embarazo sano y en otros países ni siquiera le habrían ofrecido este segundo análisis.

Sandra se va contenta y tranquila de la consulta. Le queda un trimestre por delante para pensar si se hará o no el último análisis del embarazo.

Ecografías

La ecografía es una herramienta muy valiosa en obstetricia y que parece ser segura durante el embarazo si se limita la exposición a las recomendaciones oficiales y la evidencia disponible.

La Administración de Alimentos y Medicamentos de Estados Unidos (FDA) reconoció en 2014 que el ultrasonido puede calentar ligeramente los tejidos del bebé y, en algunos casos, crear también burbujas diminutas (cavitación) en algunos de ellos. Los efectos a largo plazo del calentamiento y la cavitación del tejido se desconocen y por este motivo se precisa ser cauto y no abusar de dicha intervención.

Se recomienda la realización de dos ecografías durante un embarazo normal. La primera alrededor de las 12 semanas y la segunda y más importante (ecografía morfológica), alrededor de las 20 semanas.

Realizar ecografías sistemáticas antes de las 12 semanas de gestación no es una práctica basada en evidencia científica y podría tener más riesgos que beneficios, dado que es el período embrionario más sensible.

A partir de las 24 semanas de gestación, la evidencia disponible[1] no avala el uso de ecografías rutinarias en embarazos normales, puesto que la realización o no de dicha prueba no cambia los resultados perinatales ni maternos y, por el contrario, puede aumentar considerablemente la ansiedad de las madres y el riesgo de inducción.

1. Bricker, L., Medley, N., Pratt, J. J. (2015). «Routine ultrasound in late pregnancy (after 24 weeks' gestation).» *Cochrane Database of Systematic Reviews*, 2015, 6. doi: 10.1002 / 14651858.CD001451.pub4.

A pesar de lo que está científicamente demostrado, en nuestro contexto actual el sistema sanitario español incluye tres ecografías sistemáticas.

Primer trimestre

Se efectúa una primera ecografía por vía abdominal entre las 11,2 y las 13,6 semanas de gestación, donde se observa la implantación, la vitalidad, la edad gestacional, el número de fetos, el estudio anatómico fetal precoz y la medición de la translucidez nucal (TN) para el cribado de anomalías cromosómicas combinado que se realiza mediante los datos de la analítica de sangre, la edad materna y la medida de la translucidez nucal.

Segundo trimestre

Se realiza entre las 19 y las 22 semanas de gestación, por vía abdominal, con el objetivo de detectar anomalías morfológicas del bebé, el crecimiento fetal y la implantación de la placenta. No estaría justificada la ecografía por vía vaginal para valorar sistemáticamente la longitud del cuello uterino[2] en embarazos normales ni el estudio doppler en mujeres de bajo riesgo, según estudios científicos actuales.[3]

2. Berghella, V. y Saccone, G. (2019). «Cervical assessment by ultrasound for preventing preterm delivery.» *Cochrane Database of Systematic Reviews*, 2019, 9. doi: 10.1002/14651858.CD007235.pub4.
3. Alfirevic, Z., Stampalija, T. y Medley, N. (2015). «Fetal and umbilical Doppler ultrasound in normal pregnancy.» *Cochrane Database of Systematic Reviews*, 2015, 4. doi: 10.1002/14651858.CD001450.pub4.

Tercer trimestre

Se hace entre las semanas 34 y 36 de embarazo con el objetivo de valorar el crecimiento fetal, el líquido amniótico y la presentación del bebé. Hacer sistemáticamente esta ecografía en mujeres de bajo riesgo parece no aportar beneficios para la madre o el bebé.

¿Y LAS ECOGRAFÍAS 3D, 4D O 5D?

Al ser ecografías comerciales sin fines médicos ni diagnósticos, que además requieren mayor tiempo de exposición y profundidad, no se recomiendan, dado que sus posibles riesgos podrían superar los supuestos beneficios.

El Colegio Americano de Obstetras y Ginecólogos (ACOG), la Sociedad de Obstetras y Ginecólogos de Canadá (SOGC) y la Administración de Alimentos y Medicamentos de Estados Unidos (FDA) hace años que se posicionaron en contra de la realización de ecografías obstétricas lúdicas o con fines no diagnósticos. Se considera una práctica médica poco ética.

Cribado de la preeclampsia

La preeclampsia es un trastorno grave del embarazo que se caracteriza por hipertensión arterial junto a otros signos que nos indican que el sistema materno no funciona adecuadamente, como, por ejemplo, la presencia de proteína en la orina. Si la preeclampsia evoluciona, puede desencadenar otros signos y síntomas de gravedad, que incluyen la disminución de plaquetas en la sangre o la disfunción del hígado y los riñones, entre otros.

Se presenta entre un 1 y un 3 % de los embarazos y aparece a partir de las 20 semanas de gestación, aunque su debut es más común en el tercer trimestre. Es una de las causas importantes de morbilidad y mortalidad materna y neonatal en el mundo. Sus **factores de riesgo** son los siguientes:

- Madres de más de 40 años.
- Primer bebé.
- Intervalo entre embarazos superior a 10 años.
- Diabetes gestacional.
- Historia previa de preeclampsia.
- IMC superior a 30.
- Hipertensión de base.
- Enfermedades vasculares previas.
- Enfermedades renales previas.
- Enfermedades autoinmunes.
- Embarazo múltiple.

Para su prevención, en algunos lugares de España se ha añadido el **cribado universal**, es decir, a todas las gestantes con independencia de si tienen o no factores de riesgo durante el primer trimestre de gestación. El cribado consta de tres parámetros: tensión arterial, doppler fetal en la ecografía del primer trimestre y proteína plasmática en sangre (PAPP-A). Los tres parámetros dan un resultado; si este es positivo, se recomendará aspirina profiláctica durante toda la gestación. Este cribado universal presenta cierta controversia:

- Al tratar a todas las mujeres como si fueran casos de riesgo, lo sean o no, se deposita en el embarazo, una vez más, una mirada de patología y no de normalidad.

- Al ser un cribado, podemos tener falsos positivos y falsos negativos, lo que significa que estaríamos tratando de forma innecesaria a un porcentaje o no tratando a otro que quizá sí lo necesitaría. Desconocemos con precisión las cifras.

- No existe prueba diagnóstica ante un resultado positivo y, por lo tanto, muchas mujeres tendrán que vivir su embarazo con miedo, más intervención y medicación ante un resultado positivo que quizá no es real.

- El uso del doppler fetal en el primer trimestre de gestación presenta un dilema ético. La revisión Cochrane[4] concluye que su utilización sistemática en embarazos normales no presenta beneficios y, por el contrario, reconoce en su revisión que podría tener efectos adversos y un aumento de las intervenciones innecesarias del embarazo.

- Al ser un cribado sistemático reciente, no disponemos de muchos datos sobre su efectividad y seguridad.

- La administración de aspirina profiláctica durante el embarazo se asocia a mayor riesgo de sangrado posparto, hematoma materno y hemorragia intracraneal neonatal.[5]

En Reino Unido, las guías NICE de cuidados antenatales basadas en un paradigma de normalidad y las guías NICE de hipertensión del embarazo basan su actuación en el **cribado por factores de riesgo:**

4. Alfirevic, Z., Stampalija, T., Medley, N. (2015). «Fetal and umbilical Doppler ultrasound in normal pregnancy.» *Cochrane Database of Systematic Reviews*, 2015, 4. doi: 10.1002/14651858.CD001450.pub4.
5. https://www.sciencedirect.com/science/article/abs/pii/S0002937820307377.

- Detectar a las mujeres que presentan factores de riesgo, sin necesidad de hacer pruebas especiales rutinarias, y tratarlas si es necesario con aspirina profiláctica.
- Educación maternal: explicar que es importante acudir con urgencia al hospital en caso de visión borrosa, dolor epigástrico o dolor de cabeza, o edema de aparición súbita en la cara, los pies o las manos.
- Controlar en cada visita de la matrona la tensión arterial y la proteína en la orina.
- En caso de sospecha de preeclampsia, se realiza un análisis de sangre junto a la recogida de orina de 24 horas para evaluar los valores de proteína.
- No se recomiendan otros cribados alternativos, como el mencionado anteriormente, dado que no han mostrado tener alta sensibilidad ni especificidad.

Ante la información disponible, es importante que cada mujer elija si quiere o no acceder al cribado del primer trimestre de la preeclampsia o qué tipo de cribado prefiere según sus circunstancias personales. Solo la propia mujer puede saber con qué decisión vivirá con más seguridad y tranquilidad la gestación.

Cribado de la diabetes gestacional

Se estima que aproximadamente entre 5 y 12 mujeres de cada 100 desarrollan diabetes gestacional durante el embarazo.

La diabetes gestacional consiste en la imposibilidad de procesar los hidratos de carbono de forma óptima, lo que conlleva altos niveles de glucosa en sangre (hiperglucemia).

Esta condición puede provocar un aumento de riesgo durante la gestación y el parto para la madre y el bebé. Por esta razón, es importante diagnosticar la diabetes gestacional de forma adecuada para dar unas recomendaciones o tratamiento que mejoren los resultados de salud.

Los riesgos asociados a la diabetes gestacional son:

• Mayor probabilidad de bebé grande por edad gestacional.
• Mayor riesgo de desarrollar preeclampsia.
• Mayor riesgo de prematuridad.
• Mayor riesgo de distocia de hombros al nacer (dificultad para que salgan los hombros del bebé. Requiere maniobras especiales para ayudarlo a nacer).
• Mayor riesgo de ictericia neonatal.
• Mayor probabilidad de que los hijos desarrollen obesidad, problemas crónicos de salud o diabetes a largo plazo.
• Mayor probabilidad de que la mujer desarrolle diabetes tipo 2 a largo plazo.

Existen dos estrategias para diagnosticar la diabetes gestacional.

1. Cribado universal

Se trata de un cribado a todas las mujeres embarazadas. Es la estrategia que se utiliza en España y su enfoque promueve la normalización de la medicalización del embarazo.

2. Cribado por factores de riesgo

Consiste en realizar el cribado solo a las mujeres que presenten factores de riesgo, como obesidad, edad avanzada, familiares de primer grado con diabetes, etnias con alta prevalencia de diabetes gestacional, anterior diabetes gestacional o bebé macrosómico. Es la estrategia que se utiliza en Reino Unido para el diagnóstico de la diabetes gestacional. Este enfoque se basa en promover la normalidad y reducir la medicalización sistemática del embarazo.

La evidencia disponible no es concluyente a favor de ninguna de las estrategias anteriores, pero sí sabemos que con el cribado universal acaba diagnosticándose a más mujeres sin que ello afecte a los resultados finales de su salud.

En España, se utiliza el test de O'Sullivan para identificar a las mujeres que podrían tener diabetes gestacional. Este cribado consiste en ingerir un líquido que contiene 50 g de glucosa entre las 24 y las 28 semanas de gestación. Solo debería realizarse el test durante el primer o tercer trimestre en casos que presenten factores de riesgo. No es necesario ir en ayunas.

Es importante tener claro que este test es un cribado. Si el resultado sale alterado, es necesaria otra prueba (de 3 horas y 100 g de glucosa) para poder hacer un diagnóstico final.

Ingerir este líquido tiene efectos secundarios que incluyen:

- Náuseas.
- Vómitos.
- Mareos.
- Dolor de cabeza.
- Diarrea.
- Fatiga.

Existen alternativas para las mujeres que no quieren hacerse el test de O'Sullivan. Algunas de ellas se han estudiado, pero no existen análisis de peso para recomendarlas de forma generalizada. Estas alternativas incluyen:

- **Glucosa basal:** se trata de incluir en el test de sangre del primer trimestre la glucosa basal en ayunas. Unos resultados iguales o superiores a 92 podían ser predictivos de un resultado positivo en el test diagnóstico de la diabetes gestacional. Sin embargo, se precisa más investigación.
- **Glicemia aleatoria:** realizar una glicemia capilar randomizada para ver los niveles de glucosa en sangre. Sería una forma fácil, sencilla y económica, pero no existe evidencia suficiente que la avale.
- **Glicemia después de la ingesta de 50 g de comida:** consiste en comprobar los valores en sangre de glucosa de la gestante una hora después de la ingesta de 50 g de comida o de una barrita energética que contenga dicha cantidad de glucosa. Este test vendría a simular el test de O'Sullivan y, ciertamente, tiene mejor tolerancia por parte de las mujeres y menos efectos secundarios. A pesar de ello, una revisión Cochrane en la que se compararon los diferentes métodos para realizar el diagnóstico arrojó como resultado que no había evidencia suficiente para determinar cuál de ellos era mejor.
- **Perfil glicémico:** durante un mínimo de tres días y un máximo de una semana, la mujer se somete a diferentes glicemias capilares durante el día (en ayunas y una hora después de las comidas) mientras se alimenta de forma

habitual. Este test, aunque no haya evidencia que lo avale, podría ser una herramienta importante y más precisa que el test de O'Sullivan, porque permite valorar los niveles en sangre de la mujer gestante durante varios días y mientras realiza su dieta habitual. Como contrapartida, resultaría demasiado laborioso y costoso para las mujeres y los profesionales si se recomendara de forma estandarizada, además de suponer demasiados días de intervención. Por lo general, se utiliza después de una glicemia capilar alterada o un test de O'Sullivan alterado, como alternativa en mujeres que no desean la prueba larga de glucosa, para poder tener unos resultados más detallados y precisos, además de una visión global de las glicemias de la mujer.

• **Hemoglobina A1C:** este test de sangre se utiliza para valorar el nivel medio de glucosa en sangre de los diabéticos de los últimos tres meses. Existe poca evidencia de esta prueba en diabetes gestacional, aunque un estudio del año 2012[6] encontró que unos valores por encima de 5,45 % podrían predecir una posible diabetes gestacional con una sensibilidad del 61 %. Los resultados muestran una predicción baja pero prometedora.

Una vez que se considera que existe un diagnóstico de diabetes gestacional, las intervenciones suelen ir enfocadas a la dieta y al ejercicio físico, para lo que se monitorizan las glicemias capilares de forma regular por parte de la mujer. Es muy recomendable buscar una nutricionista especializada en

6. Khalafallah, A., Phuah, E., Al-Barazan, A. M., Nikakis, I., Radford, A., Clarkson, W., ... Corbould, A. (2016). «Glycosylated haemoglobin for screening and diagnosis of gestational diabetes mellitus.» *BMJ Open*, 6. doi: 10.1136/bmjopen-2016-011059.

caso de tener un diagnóstico positivo, para que pueda ayudarte con una dieta personalizada.

Solo un 20 % de las mujeres diagnosticadas con diabetes gestacional precisarán finalmente fármacos para controlar los niveles de glucosa. La primera recomendación debería ser siempre la terapia oral y tratar con insulina como última opción, puesto que aumenta el riesgo de desarrollar problemas hipertensivos y de inducción médica del parto (a pesar de que no existe evidencia que muestre que la inducción implique mejores resultados que la conducta expectante).

LA EXPERIENCIA DE LARA

Lara está embarazada de 14 semanas de su tercer bebé. En sus dos embarazos anteriores tuvo una diabetes gestacional importante que precisó controles muy estrictos e insulina. Los partos, aunque acabaron de forma vaginal, fueron muy intervenidos y estuvieron lejos de ser los partos que había soñado. La experiencia anterior le dejó un sabor agridulce y esta vez quiere parir en casa.

Lara pide una cita informativa con un equipo de parto en casa del que tiene muy buenas referencias. Durante la cita, les cuenta su historia y las matronas le explican que, si tiene una diabetes como la anterior, controlada con insulina, no podrá dar a luz en casa. Ella, muy decidida, les dice que lo entiende, pero que esta vez quiere que todo sea muy diferente y hará lo posible y lo que esté en sus manos para tener el embarazo y el parto soñados. Las matronas acceden y deciden aceptar su caso mientras no se desarrolle una diabetes gestacional que precise medicación.

Lara, que tiene experiencia con la diabetes gestacional, rechaza la prueba de la glucosa que le ofrece su matrona de la Seguridad Social y empieza a controlar sus glicemias en casa de forma regular (en ayunas y una hora después de cada comida) y, a las pocas semanas, se da cuenta de que las glicemias de la mañana salen alteradas. Consulta con sus matronas de parto en casa y le sugieren cambiar la dieta y aumentar la actividad física. Ella lo prueba y durante unos días parece que funciona, pero a las dos semanas las glicemias vuelven a salir alteradas.

De nuevo, consulta con sus matronas, que le recomiendan visitar a una nutricionista de confianza especializada en embarazo y a una ginecóloga endocrina privada que ellas conocen.

Los meses pasan y parece que la diabetes gestacional se ha controlado con la estricta dieta personalizada y el ejercicio físico regular. A veces, se produce algún desajuste que Lara consigue arreglar enseguida con pequeños cambios de dieta. Este embarazo está siendo una experiencia de aprendizaje y autoconocimiento importante.

Lara decide dejar los controles de la Seguridad Social, pues, como no sigue el protocolo establecido, se siente juzgada y coaccionada. Prefiere el acompañamiento respetuoso y personalizado de las profesionales que ella ha elegido.

La ginecóloga privada parece estar contenta con el crecimiento del bebé y los resultados de las glicemias de Lara, y las matronas están tranquilas para poder atender el parto en casa.

Finalmente, a las 39 semanas, el bebé de Lara decide nacer en un parto rápido y fluido en casa. Pesa 3,2 kg. Las matronas le recomiendan iniciar la lactancia materna de forma precoz para evitar una hipoglucemia del recién nacido. Nico, su hijo, no presenta ningún signo de alarma y mama a menudo y de forma eficaz.

Lara consiguió su parto soñado en casa con una diabetes gestacional controlada con dieta y ejercicio. Aunque no fue fácil, su constancia y cuidados personalizados con el apoyo de un equipo multidisciplinar que ella eligió resultó en un embarazo y un parto sin problemas y una experiencia empoderadora.

Cribado del estreptococo *agalactiae* del grupo B

El estreptococo del grupo B es una bacteria comensal que vive en el tracto digestivo y la vagina de, aproximadamente, el 25 % del total de las mujeres, sin causar ningún daño. Durante el parto, esta bacteria puede pasar al bebé por medio del canal de parto. Es normal y saludable la colonización de bacterias, así como nacer por vía vaginal, pero, en ocasiones, el bebé puede enfermar a causa de la colonización de la bacteria del estreptococo del grupo B.

Alrededor de las 37 semanas de gestación, se ofrece en España el cribado de dicha bacteria. Se obtiene una muestra de la vagina y del recto de la madre para enviar a laboratorio, cuyo análisis dará un resultado positivo o negativo por estreptococo del grupo B.

Existen diferentes tipos de cribados:

- **Universal:** se realiza la prueba a todas las mujeres embarazadas con independencia de si presentan o no factores de riesgo. A todas las mujeres que reciben un resultado positivo se las trata con antibióticos profilácticos endovenosos durante el parto. Es el modelo que se utiliza en España o Estados Unidos, por ejemplo; un modelo basado en un paradigma medicalizador de la atención al embarazo y el parto.
- **Por factores de riesgo:** solo se administran antibióticos profilácticos a las mujeres que presentan factores de riesgo. Es el modelo que emplean Reino Unido o Nueva Zelanda, basado en un paradigma de normalidad y baja intervención.

El cribado al final de la gestación no es preciso. Entre un 17 y un 25 % de las mujeres con un resultado positivo en el cribado terminan la gestación con un resultado negativo. Entre el 5 y el 7 % de las mujeres que tienen un resultado negativo a las 35-37 semanas dan a luz siendo positivas. Esto se debe a que la bacteria es mutable y, a día de hoy, no tenemos forma segura de saber qué mujeres llegan al parto siendo portadoras. Además, muchos de los bebés afectados por dicha enfermedad son prematuros y, por lo tanto, no se dispone del cribado a tiempo.

Según un análisis[7] publicado en la revista científica *British Medical Journal*, con el cribado universal, el 99,8 % de las mujeres y los bebés que tienen un resultado positivo reciben antibióticos profilácticos innecesarios.

La mayoría de los bebés nacidos de mujeres portadoras nacerán sanos. Solo la mitad de los bebés de madres portadoras se colonizan (no enferman) de la bacteria durante el nacimiento.

Existen dos tipos de infecciones:

- **Temprana:** ocurre durante los primeros siete días de vida. El 90 % sucede durante las primeras 24 horas de vida. Es más común en bebés prematuros o que presentan factores de riesgo. Podrían transmitirla los propios profesionales sanitarios o incluso las superficies infectadas del hospital.

7. Seedat, F., Geppert, J., Stinton, C., Patterson, J., Freeman, K., Johnson, S. A., ... Taylor-Phillips, S. (2019). «Universal antenatal screening for group B streptococcus may cause more harm than good.» *BMJ*, 364. doi: 10.1136 / bmj.l463.

- **Tardía:** ocurre entre el día 7 de vida y los 3 meses de edad. No existe prevención.

LOS RIESGOS EN NÚMEROS, SEGÚN DATOS DE REINO UNIDO[8]

✓ Sin profilaxis antibiótica, la incidencia de la enfermedad neonatal temprana se estima en 1 bebé de cada 2.000 nacidos.

✓ De estos bebés afectados por la enfermedad:
  – 7 de cada 10 no tendrán secuelas.
  – 2 de cada 10 quedarán afectados con algún tipo de discapacidad.
  – 1 de cada 10 morirá.

✓ Así que podemos decir que 1 bebé de cada 17.000 muere por la enfermedad causada por el estreptococo del grupo B.

✓ En Reino Unido, donde solo se administra la profilaxis antibiótica en mujeres que presentan factores de riesgo, se estima que 2.190 mujeres tendrían que recibir antibióticos endovenosos para prevenir un caso de enfermedad neonatal grave.

✓ El 22 % de los bebés afectados por la enfermedad son prematuros. La supervivencia mejora con la edad gestacional, pues los bebés prematuros tienen 10 veces más riesgo de morir por estreptococo del grupo B.

✓ En mujeres sanas sin factores de riesgo, las probabilidades de que la enfermedad neonatal del estreptococo del grupo B afecte al bebé son de 1 de cada 5.000, y las probabilidades de que muera son de 1 de cada 39.682.

---

8. Publicados en Wickman, Sara, *Group B Strept Explained*, Birthmoon Creations.

Factores de riesgo

- Mujeres a quienes se les detecta estreptococo del grupo B de forma accidental durante el embarazo a través de una muestra de orina positiva.
- Rotura espontánea de la bolsa del líquido amniótico sin trabajo de parto durante más de 18 horas.
- Mujeres que tuvieron previamente un bebé afectado por enfermedad neonatal por estreptococo del grupo B.
- Bebés prematuros.
- Mujeres que tienen fiebre durante el parto.

Profilaxis antibiótica

En nuestro entorno, donde se utiliza el cribado universal, cuando una mujer tiene un resultado positivo, es automáticamente tratada como de alto riesgo y se le ofrecen antibióticos profilácticos endovenosos a altas dosis durante el parto.

No sabemos a día de hoy si la profilaxis antibiótica funciona o no, porque carecemos de investigaciones de calidad que lo hayan estudiado.

A pesar de ello, los antibióticos se administran por sistema y es una medida aceptada por la comunidad médica sin pruebas que avalen su efectividad, seguridad y eficacia.

La revisión Cochrane del año 2014[9] concluye que la administración de antibióticos profilácticos durante el parto para la prevención de la infección neonatal causada por el estreptococo del grupo B no está justificada con evidencia

9. Ohlsson, A. y Shah, V. S. (2014). «Intrapartum antibiotics for known maternal Group B streptococcal colonization.» *Cochrane Database of Systematic Reviews*, 2014, 6. doi: 10.1002/14651858.CD007467.pub4.

conclusiva. Durante la revisión se averiguó que la profilaxis antibiótica podía reducir el número de infecciones tempranas, pero no el número de muertes neonatales. Se reconoce que los estudios incluidos en dicha revisión son de baja calidad, con una muestra pequeña de un total de 852 mujeres, a las que se evaluó según si se les administró o no antibióticos. Además, no hubo ningún grupo ciego. Por esta y más razones, los resultados se consideraron sesgados.

Solo disponemos de cuatro estudios randomizados antiguos (tres de ellos realizados hace veinte años o más) y sesgados para obtener conclusiones sobre la administración de antibióticos profilácticos para la prevención de la enfermedad del estreptococo del grupo B. Por este motivo, es urgente que se lleven a cabo más investigaciones para poder actuar según estudios científicos de calidad.

Entre los riesgos de los antibióticos para la madre destacan:

- Anafilaxia.
- Náuseas, vómitos e indigestión.
- Aumento de la medicalización del parto.
- Resistencias antibióticas.
- Mayor riesgo de candidiasis o mastitis en el posparto.

Para el bebé, los riesgos incluyen:

- Resistencias antibióticas.
- Afectación de la microbiota intestinal que puede afectar a su salud en el futuro.
- Anafilaxia entre 1 de cada 2.000 bebés y 1 de cada 10.000.
- Pueden afectar al sistema inmunitario haciéndolos más susceptibles a infecciones tardías por otras bacterias.
- Mayor riesgo de asma, eczema, alergias y obesidad.

- Existe un estudio[10] que vincula la exposición temprana de antibióticos con mayor riesgo de trastornos de la conducta y el neurodesarrollo en la infancia.

¿QUÉ PUEDO HACER PARA REDUCIR EL RIESGO PARA MI BEBÉ?

✓ Tomar probióticos orales durante el embarazo podría reducir las probabilidades de estreptococo positivo y, por lo tanto, el número de mujeres que reciben antibióticos intraparto según un estudio.[11]

✓ Parto en el agua. Un estudio[12] ha mostrado que los bebés que nacen dentro del agua son menos propensos a colonizar su piel con la bacteria del estreptococo del grupo B que los nacidos fuera del agua.

✓ Tactos vaginales. Reducir el número o evitarlos es clave para minimizar el riesgo de infección.

✓ Evitar intervenciones como la rotura artificial de la bolsa del líquido amniótico o la monitorización interna.

✓ Procurar el piel con piel inmediatamente después del nacimiento y que este sea ininterrumpido.

✓ Lactancia materna, los azúcares de la leche materna podrían intervenir en la protección del bebé frente a infecciones tempranas.

---

10. Slykerman, R. F., Coomarasamy, C., Wickens, K., *et al.* (2019). «Exposure to antibiotics in the first 24 months of life and neurocognitive outcomes at 11 years of age.» *Psychopharmacology* (Berl). 2019; 236 (5), 1573-1582. doi: 10.1007/s00213-019-05216-0.

11. Martín, V., Cárdenas, N., Ocaña, S., Marín, M., Arroyo, R., Beltrán, D., Badiola, C., Fernández, L. y Rodríguez, J. M. (2019). «Rectal and Vaginal Eradication of Streptococcus agalactiae (GBS) in Pregnant Women by Using Lactobacillus salivarius CECT 9145, A Target-specific Probiotic Strain.» *Nutrients*, 11(4), 810. https://doi.org/10.3390/nu1104 0810.

12. Zanetti-Dallenbach, R., Lapaire, O., Maertens, A., Frei, R., Holz-

Conclusión

En mujeres de bajo riesgo, las probabilidades de que su hijo padezca la enfermedad neonatal del estreptococo del grupo B son muy bajas.

La evidencia científica disponible no recomienda el cribado universal, dado que no proporciona resultados fiables y con ello un gran número de mujeres y bebés reciben antibióticos profilácticos de forma innecesaria, y estos fármacos tienen efectos adversos. El abuso de antibióticos tiene importantes repercusiones en la salud pública.

Dado que las conclusiones científicas a día de hoy sobre la efectividad, seguridad y eficacia de los antibióticos profilácticos para la prevención de la enfermedad neonatal del estreptococo del grupo B es dudosa y de muy baja calidad, se precisan nuevas investigaciones para actuar de forma segura y cerciorarse de que los beneficios de cada intervención que se realiza sobrepasan con creces los riesgos.

A pesar de la evidencia disponible, en nuestro contexto se ofrece el cribado universal, puesto que la incidencia ha bajado de 1,92/1.000 en bebés vivos en 1994 a 0,26/1.000 después de la implantación de la política de prevención.

LA EXPERIENCIA DE ELISABETH

En la semana 38, Elisabeth recibe los resultados del cribado del estreptococo del grupo B positivos. Se desanima, ella quería un parto natural y estos resultados implican una etiqueta de riesgo y un parto con medicación.

---

grave, W. y Hosli, I. (2006). «Water birth: is the water an additional reservoir for group B streptococcus?» *Arch Gynecol Obster*, 273(4), 236-238. doi: 10.1007 / s00404-005-0067-1.

Decide hacer una consulta privada a una matrona independiente. Esta la informa de forma exhaustiva sobre el estreptococo y sus riesgos, pero también le explica que un cultivo positivo en la semana 38 no significa que siga siendo positivo el día del parto, pues dicha bacteria es mutable. Y añade que, si hubiera llevado el control del embarazo en Suecia o Inglaterra, nadie le habría hecho el cultivo de forma rutinaria. Le propone empezar a tomar unos probióticos y repetir la prueba al cabo de dos semanas si no ha dado a luz aún. A las 40 semanas, Elisabeth sigue embarazada y repite de forma privada el cribado. Esta vez, los resultados son negativos. La matrona le propone que lleve los dos resultados al hospital el día del parto para que no la traten como positiva, dado que el último cribado ha dado negativo.

A las 41 semanas y 1 día, Elisabeth se pone de parto. Llega al hospital dilatada de 5 cm. Siguiendo las instrucciones de la matrona privada, le explica a la matrona que la acompañará durante el parto que el último resultado del cribado es negativo y que, por lo tanto, ella quiere que la traten como negativa. Entrega la documentación que lo acredita y también pide los tactos mínimos necesarios para reducir al máximo los riesgos.

La matrona del hospital no había tratado nunca una mujer con doble cribado y resultados diferentes. Está confundida y necesita hablar con sus compañeras para saber cómo proceder. La ginecóloga entra en su habitación a los pocos minutos, le explica que, aunque tenga un resultado negativo privado, ellos van a seguir el resultado positivo que consta en su historial y van a proceder a la administración de antibióticos endovenosos.

Elisabeth se niega por completo. No quiere recibir innecesariamente antibióticos profilácticos teniendo un resultado reciente negativo, pues los riesgos superan con creces los beneficios. Les explica que firmará lo que sea necesario.

Elisabeth da a luz a un bebé sano a las seis horas de haber llegado. Finalmente, no ha recibido antibióticos y solo ha consentido dos tactos vaginales durante el proceso. Su bebé, piel con piel, empieza la lactancia materna pre-

cozmente. La pediatra la informa de que van a observar de cerca al bebé durante las primeras 24 horas, le explica cuáles son los signos de alarma y le propone un análisis para el bebé antes del alta. Elisabeth accede al análisis. Los resultados salen normales y pueden volver a su casa a las 36 horas después del nacimiento.
Elisabeth se siente feliz y satisfecha con la experiencia.

Monitorización electrónica fetal

La monitorización continua electrónica fetal (MCEF) se le recomienda en España a toda mujer embarazada al final de la gestación, con independencia de si su embarazo es de bajo o alto riesgo, y durante el trabajo de parto, aunque es una práctica muy cuestionada por la ciencia actual.

La monitorización continua electrónica fetal, conocida popularmente como «monitores» o «correas», es una forma electrónica de monitorizar el latido fetal del bebé y las contracciones maternas a través de un transductor de ultrasonido que se acomoda en el vientre materno y del cual se puede obtener un registro.

La revisión Cochrane[13] efectuada por Grivell y sus colegas en 2015 muestra que no hay evidencia clara de que la monitorización continua electrónica fetal mejore los resultados perinatales durante el embarazo, dado que no se observaron diferencias entre los grupos de mujeres a los que se monitorizó y a los que no. Además, los estudios disponibles son antiguos y de baja calidad; por este motivo, se recomienda realizar nue-

13. Grivell, R. M., Alfirevic, Z., Gyte, G. M. L. y Devane, D. (2015). «Antenatal cardiotocography for fetal assessment.» *Cochrane Database of Systematic Reviews*, 2015, 9. doi: 10.1002 / 14651858.CD007863.pub4.

vas investigaciones para averiguar si realmente esta puede ser o no una herramienta útil en mujeres que presentan embarazos con factores de riesgo.

Dada la poca evidencia científica disponible sobre la monitorización continua electrónica fetal en el embarazo, las guías de referencia internacional británicas NICE[14] de cuidados antenatales actualizados en 2019 citan en su punto 1.10.8: «La evidencia no apoya el uso rutinario de la monitorización continua electrónica fetal durante el embarazo en mujeres con embarazos no complicados y por este motivo no se debería ofrecer».

En la misma línea, la Organización Mundial de la Salud no recomienda la monitorización continua electrónica fetal rutinaria durante el embarazo para mejorar los resultados perinatales.

La ciencia evoluciona y las prácticas obsoletas deberían abandonarse, sobre todo si no han mostrado beneficios para las madres y sus bebés. La forma más segura y menos invasiva para el control del bienestar fetal en un embarazo normal es la auscultación intermitente.

SI DECIDES IR A MONITORES A FINAL DEL EMBARAZO, RECUERDA:

✓ Haber comido antes.
✓ Llevarte bebida fría y energética para que el bebé se mantenga activo.
✓ Nunca aceptar una posición tumbada, sino semisentada o sentada, porque así el bebé recibe más oxígeno y se mostrará más activo.

---

14. Guías NICE. El Instituto Nacional de Salud y Excelencia Clínica de Reino Unido es un órgano independiente y referente que elabora guías de salud basadas en la evidencia científica actual.

Tactos vaginales

Un tacto vaginal consiste en introducir los dedos índice y corazón del profesional dentro de la vagina de la mujer para poder evaluar la dilatación cervical, el grosor del cérvix, la presentación y descenso del bebé.

A pesar de ser una práctica bastante normalizada, los tactos vaginales no son objetivos, imprescindibles ni predictivos durante el embarazo normal.

Sus riesgos incluyen:

- Mayor riesgo de infección.
- Mayor riesgo de sangrado.
- Mayor riesgo de rotura accidental de la bolsa del líquido amniótico.

Además, los tactos vaginales son incómodos y pueden ofrecer expectativas poco realistas.

La guía de práctica clínica del embarazo y parto del Sistema Nacional de Salud, así como la Organización Mundial de la Salud o las reconocidas guías NICE de Reino Unido no recomiendan los tactos vaginales rutinarios en embarazos normales. La última revisión Cochrane tampoco los aconseja para reducir la prevalencia de partos prematuros.

MANIOBRA DE HAMILTON

✓ Es una maniobra que se ofrece al final de la gestación con la finalidad de estimular el parto y evitar una inducción médica.

✓ Se realiza a través de un tacto vaginal. Los dedos del pro-

---

fesional intentarán separar las membranas del cérvix para estimular la secreción de prostaglandinas endógenas.

✓ La evidencia científica muestra que si realizamos la maniobra a 8 mujeres, solamente 1 de ellas evitará una inducción farmacológica.

✓ Tiene riesgos que incluyen sangrado, infección, rotura de la bolsa del líquido amniótico e inicio de contracciones irregulares y dolorosas, pero no efectivas.

✓ Se recomienda en mujeres que por motivos de salud materna o fetal necesitan finalizar la gestación, dado que la maniobra consigue reducir el número de inducciones médicas.

✓ Es mejor y menos invasiva que una inducción farmacológica, pero debemos recordar que es, igualmente, una forma de inducción.

✓ Se precisa siempre consentimiento informado previo.

9

Situaciones: ¿alarma o normalidad?

Contracciones

Las contracciones uterinas existen desde el primer día y es normal y saludable tenerlas. Al inicio, se perciben como pequeñas molestias de menstruación. Más tarde, cuando ya se palpa el útero fuera de la cavidad pélvica, podemos sentir que, cada vez que tenemos una, nuestro útero se contrae y se endurece como una piedra durante unos segundos y después vuelve a la normalidad.

Cuando sobrepasamos la actividad normal o tenemos un día de más estrés, el útero responde con más contracciones de lo habitual, haciendo que paremos y pongamos atención. En estos casos, bajando el ritmo, permitiéndonos descansar y conectar, todo vuelve a la normalidad.

Podemos tener a lo largo del día muchas contracciones, pero, mientras no sean dolorosas y regulares en tiempo o intensidad, no debería ser motivo de preocupación.

A veces, estas contracciones normales (llamadas de Braxton Hicks) pueden confundirse con amenaza de parto prematuro, sobre todo en mujeres que tienen una sensibilidad alta y experimentan muchas durante el día, pero lo más habitual y normal es que se trate de un útero activo o más irritable, y quizá de un útero que pide descanso (que no reposo) o más tranquilidad emocional. El reposo en cama, recomendación tan extendida y con riesgos, no ha mostrado reducir el número de partos prematuros.

En caso de que las contracciones se volvieran regulares en intensidad y tiempo y fueran dolorosas, sería motivo de consulta si el embarazo no ha llegado a término.

Perder el tapón mucoso

El tapón mucoso es una sustancia gelatinosa compuesta por células del epitelio del cuello uterino ubicado en el canal cervical, que tiene la función de proteger de agentes infecciosos externos. Formado por agua y glucoproteínas, tiene una textura espesa y su color puede ser verdoso, marrón o contener trazas de sangre.

Perder el tapón mucoso no es signo de alarma ni de parto inminente. El tapón mucoso puede regenerarse y puede desprenderse o no durante el final del embarazo. Perder parte del tapón mucoso está asociado a cambios cervicales y a veces no ocurre hasta el mismo día del parto.

La recomendación es hacer vida normal, dado que el parto puede ser inminente o en unos días o semanas.

LA EXPERIENCIA DE LAURA

Laura está embarazada de 39 semanas. Después de ir al baño, se seca con el papel higiénico y ve en él una mucosidad grande, espesa y sanguinolenta. Se asusta al ver sangre y llama de inmediato a su matrona del centro de salud, que le explica que es normal, que lo que ha salido es parte del tapón mucoso y que, aunque es positivo porque significa que hay cambios cervicales, no es predictivo de parto inminente. Le recuerda que puede hacer vida normal.

Laura está nerviosa. ¿Se pondrá hoy de parto? Casi no come ni duerme durante el día, pero tampoco nota más cambios. Al día siguiente, al ver que todo sigue normal, intenta relajarse. Busca más información sobre el tapón mucoso y se tranquiliza al ver fotos similares a lo que le sucedió el día anterior.

Los días pasan y el parto de Laura no empieza hasta dos semanas después.

Sangrado

El sangrado durante el embarazo siempre es motivo de alarma. Cuando decimos «sangrado», nos referimos a la pérdida de sangre abundante, fluida y roja. Ante esta situación se recomienda consultar al profesional de referencia inmediatamente o acudir a urgencias.

PÉRDIDAS GESTACIONALES DEL PRIMER TRIMESTRE

✓ Ocurren aproximadamente en un 20% de los embarazos.

✓ Se desconoce exactamente la causa, aunque sabemos que muchas de ellas se deben a anomalías cromosómicas.

✓ Aparecen síntomas de dolor abdominal agudo y sangrado abundante. Pueden también diagnosticarse a través de la ecografía obstétrica antes de que aparezcan síntomas físicos.

✓ Las pérdidas gestacionales dejan una huella física, emocional y familiar con sensaciones de vacío, culpa y dolor.

✓ Tradicionalmente, el manejo de las pérdidas ofrecido ha sido el quirúrgico, a través del legrado o la aspiración. En muchos lugares sigue siendo la única opción que se ofrece a las mujeres.

✓ Sin embargo, en realidad existen tres opciones igual de válidas, según la evidencia científica disponible:
   - **Conducta expectante:** Esperar a que el propio cuerpo expulse el embrión y saco gestacional. Los principales riesgos incluyen la infección y la expulsión incompleta.
   - **Conducta médica:** Aplicar fármacos para propiciar la expulsión. Los principales riesgos incluyen náuseas y vómitos.
   - **Conducta quirúrgica:** Entrar en quirófano para la realización de un legrado o una aspiración. Los principales riesgos incluyen los derivados de la anestesia y el riesgo de perforación uterina.

✓ Según la revisión Cochrane de Nanda y sus colegas publicada en 2012, no existe una opción peor o mejor que otras. Por este motivo, las mujeres deben poder elegir con qué alternativa se sienten más cómodas y seguras.

✓ Es importante, ante una situación así, recibir acompañamiento y apoyo psicológico y emocional por parte de los profesionales de la salud.

✓ Los profesionales también deberían proporcionar los recursos psicosociales disponibles en la comunidad, como por ejemplo los grupos de apoyo o asociaciones. Compartir la experiencia con otras madres que hayan pasado por una situación similar puede ser de gran ayuda para transitar el duelo.

✓ La comunicación entre la pareja también será determinante a la hora de gestionar la vivencia de todo el proceso y experiencia. Conviene tomarse tiempo para hablar, llorar y darse abrazos.

Movimientos fetales reducidos

Los movimientos fetales empiezan a notarse entre la semana 16 y la 22. Que el bebé se mueva siempre es señal de vitalidad, seguridad y satisfacción materna. Alrededor de la semana 28, los movimientos fetales han alcanzado su máxima intensidad. A medida que el bebé va creciendo, el espacio es más reducido y la percepción de los movimientos puede cambiar, aunque estos cada vez tendrán más fuerza.

Un bebé activo dentro del útero está dando una señal de bienestar fetal. No existe un patrón estándar ni un número determinado de veces que debería moverse el bebé. Cada bebé es único y solo la madre puede saber si el patrón que muestra su bebé es el habitual o no.

Se recomienda que, ante la percepción materna de un patrón disminuido de los movimientos fetales a partir de las 24 semanas de gestación, se consulte al profesional de referencia o se acuda a los servicios de urgencia.

Romper la bolsa del líquido amniótico

Pretérmino (antes de las 37 semanas de gestación)

Romper la bolsa del líquido amniótico antes de las 37 semanas de gestación se considera rotura pretérmino. Ocurre en entre el 2 y el 4 % de los embarazos, y es siempre una situación que requiere consulta urgente.

Es importante averiguar si hay otros factores de riesgo, evitar tactos vaginales para disminuir el riesgo de infección y recibir antibióticos profilácticos. Ante un cuadro de corioamnionitis (infección del líquido amniótico o de las membranas) o pérdida de bienestar fetal, se aconseja terminar la gestación.

La revisión Cochrane[1] concluye que no hay diferencias en la incidencia de sepsis neonatal en las mujeres a las que se

1. Bond, D. M., Middleton, P., Levett, K. M., Van der Ham, D. P., Crowther, C. A. y Buchanan, S. L. y Morris, J. (2017). «Planned early birth versus expectant management for women with preterm prelabour rupture of membranes prior to 37 weeks' gestation for improving pregnancy outcome.» *Cochrane Database of Systematic Reviews*, 2017, 3. doi: 10.1002 / 14651858.CD004735.pub4.

les induce el parto frente a las mujeres que adoptan la conducta expectante. El parto inducido de forma temprana se asoció a mayor riesgo de problemas respiratorios neonatales, necesidad de ventilación, mortalidad neonatal, endometritis, ingreso en cuidados intensivos y mayor probabilidad de cesárea, pero también a una disminución de corioamnionitis.

En definitiva, en mujeres con rotura prematura de la bolsa del líquido amniótico sin otras contraindicaciones o factores de riesgo, la conducta expectante con control de bienestar fetal y materno ha mostrado ser más segura para la madre y el bebé.

A término (después de las 37 semanas de gestación)

La mayoría de las mujeres empiezan el trabajo de parto con la bolsa del líquido amniótico intacta. Sin embargo, el 10 % de ellas experimentan su rotura antes de que el trabajo de parto comience. Ante dicha situación, la mujer tiene dos opciones: la conducta expectante o la conducta activa.

La conducta expectante consiste en esperar a que el trabajo de parto se inicie de forma espontánea durante las siguientes horas o días, mientras que la conducta activa consiste en inducir el parto con fármacos en un plazo de tiempo que puede variar según cada centro y protocolo.

Cuando se rompe la bolsa del líquido amniótico a término, el principal riesgo es el de infección neonatal, que aumenta del 0,5 % (bebés nacidos de bolsa íntegra) al 1 %. El riesgo de infección materna aumenta un 1 % con la conducta expectante. Hay estudios[2] que muestran que la inducción puede

2. Middleton, P., Shepherd, E., Flenady, V., McBain, R. D. y Crowther, C. A. (2017). «Planned early birth versus expectant management (waiting) for prelabour rupture of membranes at term (37 weeks or more).» *Co-*

reducir el riesgo de infecciones, pero no hay diferencias en la mortalidad materna o neonatal.

En España, ante dicha situación, se administran antibióticos profilácticos. Pero esta práctica no está justificada en evidencia científica; de hecho, la revisión Cochrane[3] o las guías NICE de Reino Unido desaconsejan su administración rutinaria sin que existan signos claros de infección, incluso si han pasado más de 24 horas de la rotura si no hay otros factores de riesgo.

Es importante tener en cuenta que los antibióticos en el parto tienen efectos secundarios demostrados a corto y largo plazo que incluyen mayor riesgo de problemas con la lactancia, candidiasis oral del bebé, resistencias bacterianas, anafilaxia o disbiosis de la microbiota intestinal, y predisponen a ciertas enfermedades como la obesidad, la diabetes, el asma o enfermedades autoinmunes a largo plazo.

La rotura de la bolsa del líquido amniótico no debería ser motivo de inducción sistemática inmediata. Es preciso informar a las mujeres sobre los riesgos y los beneficios de cada opción disponible para que puedan tomar una decisión informada y de acuerdo a sus necesidades, preferencias y circunstancias personales.

Las mujeres deben saber que, si se elige la conducta expectante, la mayoría de ellas (entre el 70 y el 95 %) empezarán el trabajo de parto en las siguientes 24 horas tras la rotura de la bolsa. Por este motivo, las guías NICE recomiendan la inducción farmacológica pasadas las 24 horas después de la ro-

chrane *Database of Systematic Reviews*, 2017, 1. doi: 10.1002 / 14651858. CD005302.pub3.

3. Wojcieszek, A. M., Stock, O. M. y Flenady, V. (2014). «Antibiotics for prelabour rupture of membranes at or near term.» *Cochrane Database of Systematic Reviews*, 2014, 10. doi: 10.1002 / 14651858.CD001807.pub2.

tura de la bolsa, estrategia que consigue reducir el número de inducciones e intervenciones en el parto.

Ante una conducta expectante, es clave evitar los tactos vaginales, puesto que se ha demostrado repetidamente con evidencia contundente que aumenta el riesgo de infección. En caso de sospecha o dudas, se puede realizar una exploración con espéculo, pero nunca hacer un tacto vaginal en ausencia de contracciones. También se recomendará a la mujer que evite el sexo con penetración y que controle la temperatura materna cada cuatro horas, así como el olor y el color del líquido amniótico y los movimientos fetales. Los profesionales deberán controlar el bienestar fetal cada 24 horas con la auscultación del latido fetal, según las guías NICE.

Una vez nacido el bebé, no están justificadas las pruebas invasivas, como analíticas de sangre o la administración profiláctica de antibióticos al recién nacido. La observación junto a la madre es suficiente para detectar cualquier signo de infección. Según las guías NICE, es recomendable no dar el alta del hospital hasta pasadas mínimo 12 horas para observar al bebé.

La evidencia científica sobre la rotura de la bolsa del líquido amniótico es pobre y de baja calidad. Por ese motivo, es importante que las mujeres dispongan de información veraz, objetiva y científica, para que así puedan tomar decisiones informadas y libres.

LA EXPERIENCIA DE MAR

En su primer parto hace tres años, Mar rompió aguas en la semana 39. Se duchó y fue al hospital a las pocas horas, tal y como le habían explicado en el curso de preparación al parto del centro de salud.

Al llegar, le hicieron una exploración y se confirmó la rotura de la bolsa del líquido amniótico. Pero Mar no estaba dilatada ni se le había borrado el cuello del útero ni tenía contracciones. Le explicaron que iban a ingresarla en planta y que si a las doce horas de la rotura no había iniciado el parto, empezarían la inducción. Mar, nerviosa, se fue con su pareja a la habitación compartida que les habían adjudicado. No hubo rastro de contracciones durante las siguientes doce horas, más bien estrés por el ruido y las visitas continuas que tenía la pareja de al lado.

A las doce horas, le realizaron un tacto y seguía igual, así que empezaron la inducción en la sala de partos y la administración rutinaria de antibióticos. Mar no entendía bien lo que tenía que pasar, pues nadie la informaba con detalle.

Diez horas después del inicio de la inducción, con la epidural ya puesta, Mar solamente había dilatado 4 cm y el bebé empezaba a hacer bradicardias. Llevaba muchísimos tactos vaginales y se sentía agobiada por los pitidos de la máquina que monitorizaba el corazón del bebé. Le hicieron una prueba de pH al bebé y confirmaron que empezaba a sufrir, así que se decidió hacer una cesárea de urgencia.

Con el segundo embarazo, todo transcurrió diferente. Mar dio a luz a su hijo en casa. De nuevo, rompió la bolsa de agua a las 39 semanas sin signos de parto inminente. Pero esta vez nadie le hizo tactos vaginales ni le pusieron una hora límite para que su parto comenzara; simplemente, valoraron que todo estuviera dentro de la normalidad y la informaron sobre los signos de alarma. Le explicaron cuándo llamar si se ponía de parto y quedaron para una nueva valoración dentro de veinticuatro horas en su casa. Las matronas se fueron, dejando espacio y tranquilidad a Mar para que su parto pudiera comenzar en las siguientes horas.

A las veinte horas de la rotura, Mar llamó a las matronas, puesto que ya tenía contracciones cada tres minutos que duraban un minuto y gemía con cada una de ellas. ¡Había conseguido ponerse de parto sola!

Al llegar las matronas, valoraron de nuevo a la madre y el bebé. Todo estaba dentro de la normalidad y Mar dio a luz a un precioso bebé en la piscina de partos montada en el comedor de su casa, a las 26 horas de la rotura. En esta ocasión, Mar no precisó inducción. Su cuerpo tuvo la oportunidad de hacerlo solo, con tiempo y respeto a sus procesos, y las matronas simplemente se limitaron a acompañar el proceso, minimizar riesgos y vigilar de cerca que no hubiera ninguna desviación de la normalidad.

Bebé grande

Nos referimos a bebés grandes o macrosómicos cuando el peso del bebé sobrepasa los 4 kg (4,5 kg según ciertos autores) y el crecimiento intrauterino fetal se estima superior al percentil 90 (es decir, superior al 90 % de todos los bebés nacidos en la misma edad gestacional).

Las probabilidades de que un bebé sea grande aumentan con estos factores:

- Antecedentes familiares y genética.
- Índice de masa corporal materno alto.
- Bebé de sexo masculino.
- Alto aumento de peso en el embarazo.
- Edad materna.
- Embarazo prolongado.
- Anterior bebé macrosómico.

La diabetes gestacional también puede aumentar las probabilidades de tener un bebé grande, pero los estudios muestran que la diabetes gestacional controlada con dieta y ejercicio no está relacionada con mayor riesgo.

No es preciso estimar el peso fetal a través de la ecografía obstétrica del tercer trimestre. Está demostrado que hay un margen de error del 15 % por encima o debajo del peso real. Además, la simple estimación de bebé grande por edad gestacional conlleva mayor riesgo de intervenciones y cesárea.[4]

La revisión Cochrane muestra las diferencias entre el manejo activo y expectante ante la sospecha de bebé grande:

- La inducción del parto reduce la distocia de hombros en 27 bebés de cada 1.000.
- No hay diferencias entre las lesiones del plexo braquial.
- No hay diferencias en los resultados del test de APGAR.
- No se observan diferencias en los resultados de pH del cordón.
- Los bebés de parto inducido pesan unos 178 g menos.
- No se reduce el número de cesáreas.
- No disminuye el número de partos instrumentados.
- Con la inducción aumentan los daños perineales severos para la madre.

Con la evidencia disponible, podemos ver que existen riesgos y ventajas en ambas opciones y, por este motivo, la

4. Florehlich, R. J. M., Sandoval, G., Bailit, J. L., Grobman, W. A., Reddy, U. M., Wapner, R. J., Tita, A. T. N. (2016). «Association of Recorded Estimated Fetal Weight and Cesarean Delivery in Attempted Vaginal Delivery at Term.» *Obstet Gynecol*, 128(3), 487-494. doi: 10.1097/AOG. 0000000000001571.

mujer debería poder elegir con qué tipo de manejo se siente más segura.

Las recomendaciones de las guías inglesas NICE son de no inducir ante la sospecha de bebé grande si no hay otros factores de riesgo.

Es importante también valorar los riesgos y los beneficios a largo plazo. Un estudio[5] asoció la inducción temprana por sospecha de bebé grande con mayores porcentajes de ingreso hospitalario y necesidades especiales durante la infancia, sin que se presenten diferencias a la edad de 8 años en el aprendizaje de literatura y numeración.

En conclusión, sabemos que cuatro de cada cinco bebés supuestamente demasiado grandes acaban naciendo con un peso normal. A pesar de ello, estas mujeres y bebés son más propensos a acabar con intervenciones innecesarias, como la inducción del parto o cesárea sin que haya mejoría en los resultados perinatales. Además, estas mujeres se enfrentan a muchos miedos y preocupaciones debido a la información que reciben, y llegan a pensar que su bebé crecerá tanto que no podrá pasar por su pelvis. Las palabras que utilizamos como profesionales con la mujer pueden tener un impacto muy grande en su confianza y capacidad para parir. Si la gestación ha transcurrido con normalidad, las pruebas son normales y no hay una diabetes gestacional, el peso del bebé nunca debería ser motivo para programar el parto o asustar a una mujer.

5. Ibiebele, I., Bowen, J. R., Nippita, T. A., Morris, J. M. y Ford, J. B. (2019). «Childhood health and education outcomes following early term induction for large-for-gestational age: A population-based record linkage study.» *Acta Obstet Gynecol Scand*, 98, 423-432. https://doi.org/10.1111/aogs.13511.

LA EXPERIENCIA DE ROSA

Rosa está embarazada de 35 semanas y acude a la ecografía del tercer trimestre en el hospital. Al acabar la ecografía, el ginecólogo le explica que el bebé es grande, tiene un percentil 99 y es necesario que le hagan un nuevo control dentro de dos semanas. Además, para descartar una diabetes gestacional, le recomienda hacerse la curva larga de glucosa.

Rosa no entiende nada, ya hizo la prueba de glucosa en el segundo trimestre y todo salió normal. Además, ella es grande, mide 1,80... y lo normal sería que no hiciera un bebé pequeño, ¿no? Le comenta todo esto al ginecólogo y este se limita a contestar que lo que le recomienda es lo que dice el protocolo. Y que si no lo hace, podría estar poniendo a su bebé en riesgo.

A las dos semanas acude de nuevo a la ecografía de control. Sale de nuevo un bebé con percentil grande, esta vez, 95. Los resultados de la prueba de la glucosa han salido normales, pero el ginecólogo le explica que tendrán que inducir el parto si la semana siguiente el bebé sigue saliendo con un percentil grande en la ecografía de control.

A las 38 semanas acude de nuevo a control y, efectivamente, el bebé parece ser grande. Nadie tiene en cuenta lo que Rosa intenta explicar una y otra vez sobre su altura y la del padre, que también es grande. Le proponen la inducción del parto el siguiente lunes. Rosa pide alternativas, pero le dicen que el bebé no puede crecer más o no lo podrá parir.

El lunes empieza la inducción y, tras muchas horas y un parto instrumentado, nace Lucas a las 38 semanas y 6 días con un peso de 3.500 g.

Rosa llora de felicidad, pero a la vez de tristeza. Ella sabía en el fondo de su corazón que su bebé no era tan grande y se siente culpable de no haberlo dejado nacer cuando estuviera preparado. Si pudiera volver atrás buscaría una segunda opinión profesional.

Bebé pequeño

Se considera bebé pequeño cuando nace a término con un peso inferior a 2,5 kg o tiene un percentil intrauterino inferior a 10. Es importante diferenciar entre:

• Pequeño por edad gestacional (PEG): cuando la estimación del percentil es inferior a 10, pero superior a 3 y con doppler normal.

• Crecimiento uterino retardado (CIR): un percentil inferior a 3 o inferior a 10 con doppler alterado.

En cada visita antenatal con la matrona a partir de la semana 26, se mide la altura uterina para averiguar si el crecimiento fetal se encuentra dentro de la normalidad. Ante la sospecha de bebé pequeño, sería recomendable la realización de una ecografía de control con doppler.

Si los controles doppler son normales, aunque el bebé sea pequeño, es razonable hacer ecografías de control cada dos o tres semanas. Si los resultados del doppler no son normales, el manejo dependerá del riesgo y grado de crecimiento uterino retardado.

La revisión Cochrane[6] mostró que no existen diferencias significativas entre el manejo activo (inducción) o la conducta expectante en bebés con restricción del crecimiento intrauterino en cuanto a mortalidad perinatal, morbilidad materna o neonatal o problemas del neurodesarrollo. No existe evidencia suficiente para poder guiar la práctica clínica.

6. Bond, D. M., Gordon, A., Hyett, J., De Vries, B., Carberry, A. E. y Morris, J. (2015). «Planned early delivery versus expectant management of the term suspected compromised baby for improving outcomes.» *Cochrane Database of Systematic Reviews*, 2015, 11. doi: 10.1002 / 14651858. CD009433.pub2.

Mucho o poco líquido amniótico

El líquido amniótico es el fluido claro que rodea al bebé y que le permite el movimiento y la amortiguación dentro del útero; está contenido dentro del saco amniótico. El líquido amniótico está en constante circulación y a partir del segundo trimestre la mayor parte de la producción la realiza el bebé a través de la orina y las secreciones pulmonares. Su equilibrio está influenciado por hormonas, fuerzas osmóticas e hidrostáticas, y por el propio bebé. El líquido amniótico disminuye fisiológicamente cuando la gestación llega a término. Valorar su volumen a través de la ecografía prenatal es poco preciso y con poca evidencia detrás de su práctica.

Oligohidramnios

- Cuando hay menos líquido amniótico del que se esperaría (menos de 500 ml <2 cm de profundidad máxima o <5 de índice de líquido amniótico).
- Entre el 3 y el 5 % de las mujeres reciben este diagnóstico.
- A la mayoría se las diagnostica con ecografías obstétri-

cas del final del embarazo. En embarazos normales no se deberían hacer ecografías al final de la gestación, dado que existe una disminución fisiológica del líquido amniótico a medida que se acerca el parto y diagnosticar oligohidramnios aumenta el riesgo de intervenciones sin que haya mejoras en los resultados perinatales, puesto que hablamos de una condición de normalidad.

• Un oligohidramnios patológico se produce, por lo general, a consecuencia de una disminución de las micciones del bebé, condición grave que está asociada a otras patologías como la preeclampsia y que indica una inadecuada circulación placentaria. Estos bebés suelen ser muy pequeños y tienen muy poca cantidad de líquido amniótico, lo que hace que sea muy fácil palpar al bebé a través de maniobras abdominales. Normalmente, la actuación indicada en estos casos es la finalización del embarazo a través de una inducción, aunque suele haber alto riesgo de que el parto acabe en cesárea por distrés fetal.

• En conclusión, el diagnóstico de oligohidramnios al final de una gestación normal no está relacionado con peores resultados perinatales, pero sí a mayor número de intervenciones, según un estudio,[7] probablemente debido al diagnóstico y no a la condición. Por el contrario, un oligohidramnios patológico es una condición grave que suele ir asociada a otros factores de riesgo y que requiere finalizar el embarazo en la mayoría de los casos.

7. Rossi, A. C. y Prefumo, F. (2013). «Perinatal outcomes of isolated oligohydramnios at term and post-term pregnancy: A systematic review of literature with meta-analysis.» *European Journal of Obstetrics & Gynecology and Reproductive Biology*, 169, 2, 149-154. doi: org/10.1016/j.ejogrb.2013.03.011.

Polihidramnios

- Nos referimos a un aumento del líquido amniótico que puede ser superior a los 2.000 ml o >8 cm de profundidad máxima o índice de líquido amniótico superior a 25 cm.
- Entre el 1 y el 3 % de los embarazos se diagnosticarán con dicha condición y en el 60 % de los casos no sabremos la causa.
- Esta condición podría estar relacionada con una diabetes gestacional, isoinmunización fetal de Rh o malformaciones congénitas.
- Es más frecuente que estos embarazos acaben finalizando de forma prematura o teniendo ciertas complicaciones, como una posición inestable del bebé, prolapso de cordón o abrupción de placenta.
- Normalmente, se recomienda una inducción controlada en estos casos, aunque deberá ser la madre quien valore los riesgos y los beneficios de las alternativas disponibles.

Presentación de nalgas

Aproximadamente un 3 % de los bebés se presentan de nalgas al final de la gestación. Es importante no valorar la presentación hasta las 36 semanas porque la mayoría de los bebés se giran solos durante las últimas semanas; valorar la presentación prematuramente puede conllevar a un exceso de intervenciones innecesarias.

COSAS QUE PUEDES PROBAR PARA INTENTAR GIRAR AL BEBÉ

✓ **Ejercicios y posiciones para ayudar a girar el bebé:** posiciones invertidas, balancear pelvis, gatear, posición de gato.

✓ **Moxibustión:** estimulación de puntos de acupuntura mediante el calor que produce la combustión de artemisa. Se comienza a aplicar a partir de las 35 semanas de gestación. Algunos estudios muestran que la moxibustión combinada con acupuntura tiene una efectividad que se sitúa entre el 50 y el 70 %.

✓ **Versión cefálica externa:** se trata de una maniobra sencilla que consiste en dar la vuelta al bebé con las manos de forma externa a través de la pared abdominal. Tiene un éxito de entre el 50 y el 70 %. Puede ser molesto, pero existen fármacos disponibles para relajar el útero y facilitar la maniobra; además, también se pueden administrar analgésicos. La ciencia[8] ha mostrado que la versión cefálica externa reduce significativamente el riesgo de cesárea. Existen pocas contraindicaciones reales; por ejemplo, tener una cesárea anterior, poco líquido amniótico o un bebé grande o pequeño no son motivos basados en evidencia para no ofrecer la versión cefálica externa. Los riesgos son bajos, el más común es un cambio en la frecuencia cardíaca del bebé, que ocurre en el 4,7 % de los casos (los riesgos graves no superan el 0,2 %). A pesar de ello, al tratarse de una intervención, el lugar más adecuado para realizar dicha maniobra es un hospital. La versión cefálica externa es mucho más segura que una cesárea tanto para la madre como para el bebé, por eso siempre debe ser la primera opción, pues las probabilidades de éxito son altas y madre y bebé pueden ahorrarse una cirugía mayor.

8. Cluver, C., Gyte, G. M. L., Sinclair, M., Dowswell, T. y Hofmeyr, G. (2015). «Interventions for helping to turn term breech babies to head first presentation when using external cephalic version.» *Cochrane Database of Systematic Reviews*, 2015, 2. doi: 10.1002/14651858.CD000184.pub4.

Si la versión cefálica externa no tiene éxito, es importante informar a la mujer sobre sus opciones de parto: vaginal de nalgas o cesárea.

Es importante entender que la presentación de nalgas no es patológica, sino una desviación de la normalidad. Fue a partir del año 2000, con la publicación del famoso estudio *Hannah Trial*, cuando la visión y atención del parto vaginal de nalgas dio un giro radical. Este estudio, que más tarde fue muy criticado por su poca rigurosidad y sesgos, concluía que el parto por cesárea era más seguro para los bebés que se presentaban de nalgas y que este tipo de parto no conllevaba más riesgos para la madre.

Fue un antes y un después. A partir del año 2000 casi todos los bebés que se presentaran de nalgas nacerían por cesárea programada. Y esto conllevaría dos graves consecuencias que aún hoy persisten: el miedo a los partos vaginales de nalgas y la pérdida de habilidades profesionales para atenderlos.

Se han publicado desde entonces varios estudios[9] que han mostrado que el parto vaginal de nalgas bajo unos criterios de inclusión y atendidos por profesionales con experiencia son seguros para el bebé y para la madre a corto y largo plazo.

Además, sabemos por un estudio[10] publicado en Alemania

9. Goffinet, F., Carayol, M., Foidart, JM., Alexander, S., Uzan, S., Subtil, D. y Bréart, G. (2006). «Is planned vaginal delivery for breech presentation at term still an option? Results of an observational prospective survey in France and Belgium.» *Am J Obstet Gynecol*, 194(4), 1002-1011. doi: 10.1016 / j.ajog.2005.10.817.

10. Louwen, F., Davis, B.A., Johnson, K.C. y Reiter, A. (2016). «Does breech delivery in an upright position instead of on the back improve outcomes and avoid cesareans?» *Wiley Gynecology and Obstetrics*. doi: 10.1002/ijgo.12033.

que cuando se respeta la fisiología en este tipo de partos y se fomentan la movilidad y las posiciones verticales, los resultados maternos y neonatales mejoran y se reduce drásticamente el porcentaje de intervenciones.

Nacer por vía vaginal con presentación de nalgas no se asocia a mayor mortalidad, parálisis cerebral o diferencias en el neurodesarrollo en la infancia, si atendemos a las investigaciones recientes.[11]

Según las nuevas guías sobre el parto vaginal de nalgas del Colegio de Obstetras y Ginecólogos del Reino Unido (RCOG), es importante informar a las familias de que existe mayor riesgo a largo plazo de trastornos inmunitarios, diabetes y obesidad en bebés nacidos por cesárea y de que el parto vaginal de nalgas es más seguro para las mujeres a corto y largo plazo. Hay que tener en consideración la vida reproductiva de la mujer, pues la cesárea se asocia a más riesgo de futuros problemas de fertilidad, embarazos con mayor riesgo de muerte intrauterina, mayor riesgo de complicaciones con la placenta o cesárea de repetición. Cada familia debe sopesar todos estos factores para poder tomar una decisión informada.

11. Bin, Y. S., Ford, J. B., Nicholl, M. C. y Roberts. C. L. (2017). «Long-term childhood outcomes of breech presentation by intended mode of delivery: A population record linkage study.» *Acta Obstet Gynecol Scand*, 96(3):342-351. doi: 10.1111/aogs.13086; Bjellmo, S., Andersen, G. L., Martinussen, M. P., *et al.* (2017). «Is vaginal breech delivery associated with higher risk for perinatal death and cerebral palsy compared with vaginal cephalic birth? Registry-based cohort study in Norway.» *BMJ Open*, 7. doi: 10.1136/bmjopen-2016-014979.

LA EXPERIENCIA DE SARA

Sara espera su segundo hijo. En la ecografía del tercer trimestre le comentan que su bebé está en posición de nalgas y que si no se mueve tendrá que nacer por cesárea programada a las 39 semanas. La citan de nuevo para control a las 37 semanas.

Sara siente que toda la información que recibe es muy precipitada, pues ¡solo está de 35 semanas!

Busca información y encuentra un centro cerca de su casa donde hacen acupuntura y moxibustión, y empieza las sesiones durante la semana 36, combinadas con ejercicios en casa.

Al llegar a la ecografía de control de la semana 37, su bebé sigue de nalgas. Sara empieza a preocuparse y quiere saber qué opciones tiene. Le explican que, si lo desea, existe la opción de la versión cefálica externa y ella accede, una vez que le informan sobre los riesgos y los beneficios.

La versión resulta desagradable, pero no dolorosa, y no funciona. En su hospital le programan una cesárea para dentro de dos semanas.

Sara se siente desamparada por el sistema y triste. No quiere una cesárea, parió a su primera hija por vía vaginal en un parto natural y lo último que desea es una cesárea programada, pero nadie le da alternativas.

Busca información y encuentra, a través de un foro *online* de maternidad de su ciudad, la posibilidad de parto vaginal de nalgas con una ginecóloga privada. Decide llamarla y concertar cita urgente. La ginecóloga valora su caso, la informa sobre los riesgos y beneficios de cada opción, y Sara toma la decisión de probar un parto vaginal de nalgas como primera opción. Piensa que siempre estará a tiempo para una cesárea y que vale la pena probar y escuchar a su instinto. La ginecóloga apoya su decisión.

A las 40 semanas, Sara comienza el trabajo de parto y acude al centro donde la ginecóloga privada va a atenderla. La profesional hace una ecografía rápida para valorar la presentación y el bebé sigue de nalgas. Todo fluye tan rápido que no da tiempo de hablar mucho. Sara ya está empujando y el bebé nace en la cama de dilatación rápidamente. La ginecóloga no ha tenido necesidad de realizar ninguna maniobra. Ha sido un parto vaginal sin complicaciones y Sara se siente increíblemente feliz de haber luchado hasta el último momento para tener el parto que deseaba y sentía.

10

Embarazo de riesgo

La definición de «riesgo» es muy subjetiva. Muchas de las situaciones o condiciones consideradas de riesgo en el embarazo o el parto en realidad están catalogadas como tal según el consenso y no tomando como base investigaciones de calidad.

En la misma palabra «riesgo», pueden entrar cientos de condiciones, algunas mucho más complejas que otras. A veces, el término «riesgo» se adjudica simplemente por haber salido de lo que se considera «normal».

Según la Organización Mundial de la Salud, entre el 70 y 80 % de las mujeres embarazadas deberían considerarse de bajo riesgo al inicio del trabajo de parto, aunque estos porcentajes distan mucho de las clasificaciones que utilizamos en nuestro contexto, donde la mayoría de las mujeres tienen al final del embarazo alguna etiqueta de riesgo.

Cabe destacar también que la clasificación del riesgo varía mucho según protocolos o guías.

MITOS SOBRE EL EMBARAZO Y EL PARTO DE RIESGO

1. **No decides tú, sino los profesionales.** Una mujer con plena conciencia jamás pierde su derecho más básico de autonomía. Aunque el embarazo sea de riesgo, tú sigues siendo la protagonista y quien debe tomar las decisiones.

2. **Ya no puedes hacer el seguimiento con una matrona.** Una matrona puede acompañar a una mujer de alto o bajo riesgo. Si es de alto riesgo, el seguimiento no lo hará sola, sino que será multidisciplinar.

3. **Necesitas más ecografías obstétricas** en función de por qué se considera de riesgo tu embarazo. Por ejemplo, un embarazo gemelar sí requiere más ecografías, mientras que una diabetes gestacional controlada con dieta no.

4. **Mejor no hagas un plan de parto.** Todas las mujeres, con independencia de si su embarazo es de alto o bajo riesgo, deben hacer un plan de parto. Dejar por escrito cómo les gustaría que las trataran o las atendieran es importante. El plan de parto es un documento legal de voluntades anticipadas.

5. **Se recomiendan «correas» antes de las 40 semanas de gestación.** La monitorización continua electrónica fetal no se recomienda de forma sistemática durante el embarazo. Esta intervención se asocia a mayor riesgo de cesárea y no ofrece beneficios para la madre o el bebé.

6. **No puedes tener un parto natural.** Que tengas un embarazo de riesgo no significa que no puedas tener un parto completamente natural. Una cosa no excluye a la otra.

7. **Olvídate del parto o la dilatación en el agua.** Quizá existe alguna condición que podría imposibilitar la utilización del agua durante el parto, pero la mayoría de las condiciones consideradas de riesgo no excluyen la posibilidad de disfrutar de los beneficios que aporta el agua para el control del dolor en el parto. A veces, la excusa recae sobre la

imposibilidad de monitorización fetal continua electrónica cuando la mujer está sumergida en el agua, pero existen monitores inalámbricos que pueden solucionar y hacer posible la utilización del agua en partos que requieren una monitorización más exhaustiva.

8. **Tienes que dar a luz tumbada.** Da igual si tu embarazo es de bajo o alto riesgo, puedes dar a luz en la postura en la que más cómoda te sientas. Dar a luz tumbada aumenta el riesgo de parto instrumentado, episiotomía o cesárea, además de ser más doloroso.

9. **El inicio de la lactancia será más difícil.** No tiene nada que ver que tu embarazo sea de riesgo con tener dificultades con la lactancia. El piel con piel, evitar la separación de madre y bebé, y una buena asesoría de lactancia serán piezas claves para el éxito.

Podemos concluir, entonces, que si tu embarazo se ha considerado de riesgo es importante buscar a una profesional que sepa acompañar tu gestación y tu parto de forma individualizada. La mayoría de las situaciones de riesgo acaban siendo embarazos y partos sin ningún tipo de complicación, pero que por norma general precisan mayor control y un acompañamiento multidisciplinar normalmente liderado por un médico.

11

Embarazo múltiple

Uno de cada sesenta embarazos acaba siendo múltiple o de trillizos, y el 3 % de los bebés nacen de gestaciones múltiples.
Existen diferentes tipos de embarazos múltiples:

- Bicorial y biamniótico: cada bebé tiene su placenta y su saco amniótico.
- Monocorial y biamniótico: comparten placenta, pero tienen diferente saco amniótico.
- Monocorial y monoamniótico: comparten placenta y saco amniótico.
- Trillizos.

Las mujeres con embarazos múltiples tienen mayor riesgo de complicaciones obstétricas y los bebés de gestaciones múltiples también son más susceptibles a mayor morbilidad y mortalidad perinatal; por este motivo, estos embarazos se consideran de alto riesgo y requieren mayor control, liderado por un médico especializado en obstetricia y ginecología.

En estos embarazos suele haber mayor número de ecografías para poder controlar el crecimiento fetal o detectar malformaciones o complicaciones.

El riesgo varía mucho dependiendo del tipo de gestación múltiple, siendo las que más riesgo suponen las monocoriales monoamnióticas, dado que los bebés comparten la misma placenta y saco amniótico, y existe mayor riesgo de síndrome de transfusión feto fetal.

Un gran número de partos múltiples acaban siendo prematuros o terminan de forma programada. Es importante saber que la inducción del parto en embarazos múltiples aumenta el riesgo de cesárea, según una investigación,[1] en comparación con el inicio espontáneo del parto. La vía de elección debería ser el parto vaginal en embarazos múltiples sin complicaciones y con el primer bebé en presentación cefálica.

Si la mujer se niega a poner fin a la gestación dentro de las recomendaciones, las guías NICE de Reino Unido de embarazo gemelar y triple (NG137) recomiendan ofrecer controles semanales con control de ecografía para valorar el volumen de líquido amniótico, crecimiento fetal y doppler de la arteria uterina umbilical.

1. Jonsson, M. (2015). «Induction of twin pregnancy and the risk of caesarean delivery: A cohort study.» *BMC Pregnancy Childbirth*, 15, 136. https://doi.org/10.1186/s12884-015-0566-4.

12

Duración del embarazo a término

Se considera embarazo a término cualquier gestación que termine entre las 37 y las 42 semanas. Durante todo este período se considera embarazo normal, a pesar de los esfuerzos de ciertos colectivos profesionales por patologizar un proceso fisiológico como es el embarazo y el parto.

Un embarazo normal de una mujer sana no acaba a las 40 semanas. La fecha probable de parto es una medida estadística que se instauró en 1820, aproximadamente, por el doctor Naegele, que daba por sentado que todas las mujeres teníamos ciclos iguales de 28 días con ovulación estándar en el día 14.

Este obsoleto cálculo, que consiste en añadir un año y siete días a la última fecha de la regla, restando después tres meses, aún se utiliza a día de hoy, a pesar de saber que la mayoría de las mujeres sanas no dan a luz a las 40 semanas de gestación, pues la evidencia disponible actual nos dice que una mujer que espera su primer bebé suele dar a luz entre las

40 + 5 y las 41 + 2 semanas, mientras que las mujeres que ya han dado a luz previamente lo hacen en su gran mayoría entre las 40 + 3 y las 41 semanas.

De esta manera, nos encontramos ante una situación que precisa actualización urgente. No se puede seguir dando una supuesta fecha probable de parto basada en un cálculo obsoleto y antiguo, porque cuando las mujeres llegan a la semana 40 se encuentran ante una fuerte presión social, sanitaria y cultural que genera gran cantidad de angustia durante los últimos días de embarazo, que deberían ser vividos desde la ilusión y la confianza.

Quizá sería hora de hablar de mes probable de parto. Con esta terminología se normalizaría cualquier fecha a la que decida nacer un bebé a término, ya sea a las 37 o a las 42 semanas. Así pues, una inducción del parto, proceso médico que se utiliza para finalizar médicamente una gestación que se considera en riesgo, no debería ofrecerse de forma rutinaria antes de las 42 semanas en mujeres sanas con embarazos de bajo riesgo.

Alrededor del 7 % de las gestaciones pasarían las 42 semanas de gestación, lo que llamaríamos embarazo postérmino.

La inducción suele ofrecerse de forma sistemática entre la semana 41 y 42 de gestación, a pesar de que la evidencia científica disponible es muy limitada y de baja calidad. Una investigación reciente[1] concluye que la inducción en la semana 41 + 3 y 41 + 5 en comparación con la inducción a las 42 semanas de gestación no mejora los resultados neonatales y, por el contrario, aumenta el número de inducciones y complicaciones maternas.

1. Rydahl, E., Declercq, E. y Juhl, M. (2019). «Routine induction in late-term pregnancies: Follow-up of a Danish induction of labour paradigm.» *BMJ Open*, 9. doi: 10.1136/bmjopen-2019-032815.

Actualmente, en nuestro contexto, casi una de cada cuatro mujeres termina su gestación de forma inducida, sobrepasando con creces las recomendaciones de la OMS de no superar el 10 %.

Las inducciones implican riesgos que incluyen mayor riesgo de hiperestimulación uterina, rotura uterina, mayor probabilidad de parto instrumentado, hemorragia posparto y ansiedad y depresión posparto para la madre. Para el bebé, existe mayor riesgo de hipoxia fetal durante el parto, ictericia neonatal, mayor probabilidad de ingreso neonatal en la Unidad de Cuidados Intensivos (UCIN) y dificultades con la lactancia materna. Al ser un proceso médico que tiene importantes riesgos, debería estar siempre muy bien justificado.

Pero ¿aumenta el riesgo de muerte intrauterina inexplicable a medida que progresa la gestación? Según los datos de un estudio publicado en la revista *British Medical*[2] en 1999:

- El riesgo de muerte intrauterina inexplicable a las 35 semanas es de 1 de cada 500.
- A las 36 semanas es de 1 de cada 556.
- A las 37 semanas es de 1 de cada 645.
- A las 38 semanas es de 1 de cada 730.
- A las 39 semanas es de 1 de cada 840.
- A las 40 semanas es de 1 de cada 926.
- A las 41 semanas es de 1 de cada 826.
- A las 42 semanas es de 1 de cada 769.
- A las 43 semanas es de 1 de cada 633.

2. Cotzias, C. S., Paterson-Brown, S. y Fisk, N. M. (1999). «Prospective risk of unexplained stillbirth in singleton pregnancies at term: population based analysis.» *BMJ (Clinical research ed.)*, 319(7205), 287-288. doi: 10.1136 / bmj.319.7205.287.

Con estos datos, podemos apreciar que el riesgo de muerte intrauterina inexplicable a las 42 semanas es menor que el riesgo a las 38 semanas, pero superior que a las 40 o 41. Según las guías para el manejo del embarazo prolongado de Mandruzzato y sus colegas publicadas el año 2010 en la revista *Perinatal Medicine*, para prevenir una muerte fetal se debe inducir a 416 mujeres.

La revisión Cochrane, de 2020, reconoce que existe una clara reducción de la muerte perinatal con la estrategia de inducción del parto a partir de la semana 37, en comparación con la conducta expectante, aunque las tasas absolutas son bajas (0,4 frente a 3 muertes por cada 1000). En dicha revisión se halló también que la inducción no se asocia a un mayor número de partos por cesárea ni de partos operativos, aunque sus autores reconocen que los ensayos existentes no han informado aún sobre el desarrollo neurológico infantil y las inducciones. Esta es un área importante para la investigación futura.

Entonces, es importante que cuando una mujer sana con un embarazo normal llegue a las 42 semanas de gestación se le ofrezcan opciones para que pueda elegir de forma informada. Es importante valorar los riesgos y los beneficios de la conducta expectante (esperar a que el parto empiece de forma espontánea) frente a la conducta activa (inducción médica del parto).

Cada opción tiene sus riesgos, pero es la mujer quien debe elegir qué riesgos quiere asumir para ella y su bebé.

Cuando la mujer elige la conducta expectante, el hospital debe ofrecer como alternativa controles de bienestar fetal a partir de las 42 semanas, que incluyen la monitorización electrónica fetal y la ecografía para medir el volumen del líquido amniótico al menos dos veces por semana, según las guías NICE.

LA EXPERIENCIA DE PAULA

Paula parió a su primera hija en la semana 41 + 4 por inducción médica. No tiene un buen recuerdo, pues todo el proceso fue muy medicalizado e intervenido. En esta ocasión, quiere evitar una inducción, aunque sabe que, si vuelve a tener una gestación larga, tendrá dificultades para conseguir un parto de inicio espontáneo. A las 40 semanas empiezan a citarla para monitores. Todo sale normal, pero a las 41 semanas empiezan a hablarle de inducción y de finalizar su gestación, y se siente presionada. Les explica que no quiere ninguna inducción, que hasta las 42 semanas su embarazo se considera normal y pide explícitamente que nadie mencione dicha intervención hasta entonces.

Paula llega a las 41 semanas y 6 días y le dicen que ya no se puede esperar más, puesto que es peligroso. Ella se ha informado y conoce los riesgos y los beneficios de cada opción. Pide más tiempo con controles de bienestar fetal. Pero los profesionales no están cómodos con ello; cada día que acude a control hay más presión y malas caras. Le hacen firmar un papel donde se hace responsable de su decisión... ¿Acaso no es siempre responsable de las decisiones que tome y lo que ocurra? ¿Acaso no piensa en lo mejor para ella y su bebé? ¿Acaso no es ella quien tendrá que vivir con el peso de sus decisiones?

Desde hace una semana, Paula acude a sesiones de acupuntura para favorecer el inicio del parto y mantiene todos los días relaciones sexuales. La última noche, además, ha visto una película de comedia y ha tomado un chocolate caliente con canela, se ha reído tanto que le duelen las costillas.

Esa misma noche, a las 42 semanas y 1 día, su parto comienza y transcurre tan rápido que no da tiempo a llegar al hospital. ¡Paula pare en el coche! Al llegar al hospital, comprueban que todo está bien y ella se siente feliz y satisfecha por la aventura vivida y cada decisión tomada.

13

El plan de parto

El plan de parto es un documento legal y vinculante que la gestante elabora durante el embarazo. En este documento, la mujer escribe de forma detallada cuáles son sus preferencias, necesidades o expectativas en el día del parto con la finalidad de facilitar la comunicación y atención por parte de los profesionales que la acompañarán. Es importante que este plan, además de las preferencias y deseos ante el ideal de parto, incluya otras circunstancias inesperadas que pueden ocurrir durante un parto y sobre cuyo transcurso la mujer también tiene derecho a decidir, como, por ejemplo, una cesárea de emergencia.

Todos los hospitales y profesionales tienen el deber de aceptar un plan de parto; de hecho, es ilegal no hacerlo. La mujer puede cambiar de opinión y modificar el documento en cualquier momento.

Es recomendable realizar varias copias del plan de parto todas firmadas para:

1. Entregar una durante las visitas antenatales a los profesionales que nos atenderán y con la finalidad de que se conserve dicho documento en la historia clínica. Algunas mujeres, para garantizar que queda archivado en su historia clínica, entregan en el registro del hospital dos copias que se sellarán (una para ellas y otra para el hospital).

2. Llevar una copia el mismo día del parto para asegurar que la persona que nos atenderá conoce bien nuestras preferencias y necesidades.

Existen modelos ya escritos, como el plan de parto y nacimiento del Ministerio de Sanidad, que se pueden encontrar en su web para imprimir, pero también el modelo que tiene cada hospital, que normalmente son muy simples y poco específicos, o bien puedes elaborar el tuyo propio.

INFORMACIÓN QUE PUEDES INCLUIR EN LA ELABORACIÓN DE TU PLAN DE PARTO PERSONAL

✓ Datos personales, lugar y fecha.
✓ Cómo te gustaría que te recibieran al llegar al hospital.
✓ Información y consentimiento para cualquier prueba o intervención.
✓ Acompañantes.
✓ Necesidades especiales si las hay.
✓ Ropa que quieres o no llevar.
✓ Intimidad: gente o profesionales que pueden o no entrar. Pedir consentimiento para que entre cualquier persona, profesional o estudiante.
✓ Espacio: luces, silencio, recursos materiales.
✓ Movilidad.
✓ Posturas.

✓ Frecuencia de tactos vaginales.

✓ Control del dolor.

✓ Uso de la bañera/piscina de partos.

✓ Monitorización fetal.

✓ Vía endovenosa.

✓ Administración de medicamentos.

✓ Ingesta de líquidos y alimentos durante el parto.

✓ Rotura artificial de la bolsa del líquido amniótico.

✓ Pujos.

✓ Episiotomía.

✓ Piel con piel.

✓ No separación.

✓ Pinzamiento del cordón umbilical.

✓ Alumbramiento de la placenta.

✓ Qué quieres hacer con tu placenta.

✓ Pruebas del recién nacido.

✓ Lactancia materna.

✓ Higiene del recién nacido.

✓ Alta.

✓ Circunstancias especiales: parto instrumentado, cesárea urgente.

Nota: Encontrarás información detallada de algunos de estos aspectos en el siguiente capítulo.

SEGUNDA PARTE
EL PARTO

1

Inicio espontáneo frente a inducción

El parto es un proceso fisiológico en la vida sexual y reproductiva de la mujer caracterizado por un mecanismo hormonal muy inteligente, delicado y necesario para su desarrollo y progreso, con implicaciones importantes a corto y largo plazo en la vida del bebé y la madre.

Se cree que el parto fisiológico lo desencadena una señal hormonal que libera el bebé cuando este está preparado para nacer.

Hormonas

Las hormonas involucradas en el progreso del parto fisiológico son:

Oxitocina

Hormona que se produce en los núcleos paraventricular y supraóptico del hipotálamo, de donde pasa a la hipófisis. Es la llamada «hormona del amor», clave en el parto, la lactancia y el vínculo.

La oxitocina aumenta durante el embarazo y el parto, y llega al máximo nivel al final del parto y durante el alumbramiento de la placenta. Liberada en el líquido cerebroespinal durante el parto, cruza la barrera cerebral induciendo cambios positivos de adaptación en el comportamiento materno durante el parto y el puerperio.

La oxitocina es la encargada de producir las contracciones de parto y estimular el reflejo de eyección durante la lactancia materna. Es antagonista de la adrenalina, la hormona del estrés. Por este motivo, cuando la madre se sienta en peligro, bajará la secreción de oxitocina endógena y, por lo tanto, las contracciones de parto disminuirán o pararán. Este proceso sucede de forma instintiva como mecanismo de supervivencia de la madre y el bebé.

Endorfinas

Son neurotransmisores que se segregan en la hipófisis y se liberan cuando el cuerpo realiza un gran esfuerzo. Son hormonas del placer y el bienestar, que actúan como analgésicos y disminuyen la percepción del dolor, pues actúan como opiáceos.

Las mujeres tenemos altas dosis de endorfinas en sangre entre las contracciones del parto para compensar su intensidad. Estos picos de endorfinas son los que transportan a la madre al conocido «planeta parto», un estado muy primal y placentero que consigue que la madre pueda experimentar placer, bienestar o incluso dormir entre cada contracción.

Además, inducen la secreción de prolactina y generan sensaciones de codependencia entre la madre y su bebé, que facilitarán el vínculo y el apego.

Catecolaminas

Son un grupo de neurotransmisores que incluyen la adrenalina y la noradrenalina, y que responden ante el estrés y el peligro causando un sentimiento de alerta y huida cuando la mujer no se siente segura, e inhibiendo el parto cuando esto sucede. Durante la fase final del parto, el bebé recibe catecolaminas que lo protegerán de la hipoxia (disminución del aporte de oxígeno en sangre), estimulando sus pulmones y estado de alerta al nacer.

Prolactina

Hormona secretada por la hipófisis encargada de la producción de leche materna y del comportamiento maternal. Su pico máximo se produce después del alumbramiento de la placenta.

Inducciones

Las inducciones suponen una gran intervención. Intentar comenzar el proceso de parto cuando aún no está previsto tiene repercusiones importantes a muchos niveles a corto y largo plazo para el cuerpo materno o el fetal. En especial, la fisiología hormonal (que tiene un rol clave en el desarrollo del parto y el nacimiento) y el vínculo materno filial pueden quedar perturbados de forma irreversible.

Cualquier intervención debe medirse cuidadosamente y de forma individualizada, sopesando los riesgos y los beneficios para la madre y el bebé según sus circunstancias personales. Se precisa un consentimiento informado verbal y escrito.

Una reciente investigación[1] arrojó como resultado que el 19 % de las mujeres que tuvieron un parto inducido no sintieron que tuvieran opción para elegir. El 26 % no se sintió adecuadamente informada, el 17 % percibió que no tenía alternativas y el 30% no recibió ningún tipo de información escrita sobre el procedimiento. Estos resultados nos muestran que demasiadas mujeres acceden a una inducción sin el consentimiento adecuado e incluso a veces de forma coaccionada.

TEST DE BISHOP

✓ Método que se utiliza para valorar el estado del cuello cervical antes de iniciar una inducción.

✓ Una valoración de o significa que el cérvix no está borrado o preparado para el parto. Una valoración de 10 significa que está muy favorable.

✓ Se valoran 5 parámetros cervicales a través de un tacto vaginal:
  – La posición
  – La consistencia
  – La elasticidad
  – La dilatación
  – La estación fetal

✓ Cada parámetro anterior se valora del o al 2 y al final se suma el total. Una puntuación superior a 7 se considera favorable para el éxito de una inducción.

✓ Cabe destacar que, como cualquier otro test, no es un método perfecto para obtener predicciones seguras.

---

1. Coates, D., Donnolley, N., Foureur, M. y Henry, A. (2020). «Women's experiences of decision-making and attitudes in relation to induction of labour: A survey study.» *Women Birth*. doi:10.1016/j.wombi.2020.02.020.

La inducción consiste en la administración de hormonas artificiales en el cuerpo materno que no actúan de la misma forma que las hormonas endógenas. La oxitocina sintética, por ejemplo, no cruza la barrera cerebral de la madre y, por este motivo, se ha visto que no produce la misma respuesta adaptativa en la mujer durante el parto y el puerperio. Además, con la oxitocina sintética el cerebro no da la orden de segregar endorfinas endógenas, por lo que un parto inducido es mucho más difícil de tolerar que un parto fisiológico y necesita en la mayoría de las ocasiones analgesia epidural.

Ante cualquier tipo de inducción farmacológica se precisa un control de bienestar fetal continuo con monitorización electrónica, dado que es frecuente que se presenten alteraciones en la frecuencia cardíaca del bebé. Una inducción es un proceso que convierte el parto en un evento de alto riesgo y que conlleva una serie de intervenciones y cuidados extra. El parto inducido debe llevarse a cabo siempre en una institución hospitalaria con recursos para poder afrontar los posibles efectos adversos derivados del procedimiento que puedan surgir.

TIPOS DE INDUCCIÓN

✓ Maniobra de Hamilton:
  - Ideal antes de probar una inducción farmacológica.
  - No se utilizan fármacos.
  - A través de un tacto vaginal se intenta separar las membranas del líquido amniótico del cérvix para estimular la propia secreción de prostaglandinas.
  - Los riesgos incluyen el sangrado y la infección.
✓ Prostaglandinas vaginales:
  - En gel, tira impregnada o pastillas.
  - Se administran cada 6 o 12 horas.

- Su función es la de borrar el cuello uterino e iniciar las contracciones.
- Riesgo alto de hiperestimulación uterina. Otros riesgos incluyen la alteración de la frecuencia cardíaca del bebé, hipotensión, náuseas, vómito y diarrea.
- No se recomiendan en mujeres con cirugía uterina previa o rotura de la bolsa del líquido amniótico.

✓ Amniotomía:
- Se rompe artificialmente la bolsa del líquido amniótico.
- Se emplea en combinación con otros métodos.
- Solo se puede utilizar si existe un mínimo de dilatación cervical.
- Los riesgos incluyen alteraciones en la frecuencia cardíaca fetal, infección y prolapso del cordón.

✓ Oxitocina sintética:
- Se administra vía endovenosa.
- Provoca contracciones uterinas.
- Se inicia con una dosis muy baja y se va aumentando hasta conseguir la dinámica esperada.
- Se puede parar en caso de hiperestimulación.
- Los riesgos incluyen la hiperestimulación uterina, el sangrado, las alteraciones en la frecuencia cardíaca y la interferencia con la propia secreción de oxitocina endógena.

✓ Balón:
- Se inserta una sonda en el cuello uterino para dilatarlo de forma mecánica.
- Asociado a menos efectos adversos que las inducciones farmacológicas.
- Los riesgos incluyen dolor e infección.

Actualmente, en España, se están induciendo 1 de cada 4 embarazos. Estos datos alarmantes que superan las recomendaciones de la Organización Mundial de la Salud, nos indican que muchas gestaciones se están induciendo de forma innecesaria. Las causas más frecuentes de inducción suelen ser los embarazos prolongados, la diabetes gestacional o la sospecha de problemas de crecimiento intrauterino.

RIESGOS DE LA INDUCCIÓN PARA LA MADRE

✓ Mayor necesidad de analgesia farmacológica.
✓ Mayor riesgo de hiperestimulación uterina.
✓ Mayor riesgo de rotura uterina.
✓ Mayor riesgo de embolia del líquido amniótico.
✓ Mayor probabilidad de parto instrumentado.
✓ Mayor riesgo de cesárea, según algunos estudios.
✓ Mayor probabilidad de hemorragia posparto.
✓ Mayor riesgo de ansiedad y depresión posparto.
✓ Mayor riesgo de dificultad con el vínculo y el apego.
✓ Menor satisfacción materna con la experiencia del parto.

RIESGOS DE LA INDUCCIÓN PARA EL BEBÉ

✓ Mayor riesgo de prematuridad iatrogénica.
✓ Mayor riesgo de sufrimiento fetal.
✓ Mayor riesgo de hipoxia fetal.
✓ Mayor probabilidad de ictericia neonatal.
✓ Mayor riesgo de ingreso a unidad de cuidados intensivos neonatales.
✓ Mayor riesgo de dificultades con la lactancia.

Sabemos que, tanto para la madre como para el bebé, un parto espontáneo y fisiológico es generalmente la mejor opción y aporta más beneficios para ambos a corto y largo plazo. En términos de experiencia, según la investigación de Falk y sus colegas, de 2019, las intervenciones en el parto tales como las inducciones se asocian a una menor satisfacción para la madre.

Inducir el parto tiene importantes riesgos que deberían ser sospesados de forma individualizada. Los beneficios de la inducción deben superar siempre los riesgos de continuar con la gestación y es importante que la madre esté informada para poder decidir según sus circunstancias personales y de salud, con tiempo y sin presiones externas.

PREGUNTAS QUE PUEDES HACER A TU PROFESIONAL DE REFERENCIA SI TE PROPONE UNA INDUCCIÓN

✓ ¿Por qué necesito la inducción?
✓ ¿Estamos mi bebé o yo en riesgo inminente?
✓ ¿Cuáles son los beneficios, en mi caso, de acceder a una inducción?
✓ ¿Cuáles son los riesgos, en mi caso, de acceder a una inducción?
✓ ¿Qué alternativas tenemos?
✓ ¿Qué porcentaje de mujeres en este hospital que inician el parto con una inducción farmacológica acaban con una cesárea o parto instrumentado?
✓ ¿Qué tipo de inducción me propones?
✓ ¿Cómo funciona el procedimiento?

2

Las diferentes fases del parto
y cómo identificarlas

Pródromos

Es la primera fase del parto, el inicio del proceso, que se caracteriza por la aparición de contracciones dolorosas e irregulares en intensidad, tiempo y duración. Estas contracciones tienen la función de borrar, ablandar y dilatar el cuello del útero hasta los 4 cm de dilatación cervical.

Las contracciones no tienen un patrón y suelen aumentar durante la noche y disminuir durante el día. Algunas son más suaves y cortas, y otras más intensas y largas, y normalmente piden movimiento.

Durante el preparto, la mujer se encuentra serena mentalmente, puede mantener conversaciones entre contracciones, no le molestan la luz ni los sonidos.

Es normal que durante el preparto se vaya perdiendo tapón mucoso y es una buena señal de cambios cervicales y avance. La bolsa del líquido amniótico se puede haber roto antes, durante esta fase o las siguientes. En caso de haberse roto, hay que controlar el color y el olor del líquido.

El preparto puede durar horas o días, y es, quizá, la fase más difícil de gestionar a nivel emocional por la incertidumbre que produce no saber cuánto durará. Algunos prepartos largos van asociados a bebés colocados en posición posterior (la espalda del bebé toca la espalda de la madre). No es una posición incompatible con el parto vaginal (hay bebés que nacen en posición posterior), pero sí que está asociada a partos más largos y dolorosos. La mayoría de los bebés que inician el parto en posición posterior rotan solos a posición anterior (la óptima para nacer) con la ayuda de las contracciones y el movimiento de la madre. Solo de un 4 a un 10 % de los bebés que comienzan el parto en posición posterior siguen en dicha posición al final.

Es muy importante que esta primera fase se gestione en casa. La evidencia científica[1] ha demostrado que ingresar en el hospital antes de los 4 cm de dilatación (cuando comienza el parto activo) está relacionado con mayor riesgo de intervenciones como la rotura artificial de la bolsa del líquido amniótico, el uso de oxitocina sintética, epidural, partos instrumentados o cesárea, en comparación con las mujeres que ingresan en trabajo de parto activo. El diagnóstico precoz del trabajo de parto aumenta la ansiedad materna y las probabilidades de inquietud y agotamiento.

La manera en la que se gestione esta fase puede determi-

1. Iobst, S. E., Breman, R. B., Bingham, D., Storr, C. L., Zhu, S. y Johantgen, M. (2019). «Associations among cervical dilatation at admission, intrapartum care, and birth mode in low-risk, nulliparous women.» *Birth*, 46, 253-261. doi: 10.1111/birt.12417.

nar el resultado del parto. Cuando la mujer puede gestionar bien el preparto en su hogar, las probabilidades de un parto fisiológico y con buenos resultados aumentan significativamente.

RECOMENDACIONES PARA LA GESTIÓN DEL PREPARTO

✓ Es muy importante comer y mantener los niveles de energía óptimos.

✓ Hidratación adecuada, se recomienda ingerir zumos de frutas y bebidas energéticas.

✓ Descansar entre contracciones o durante el día si disminuyen su intensidad.

✓ Intentar salir a pasear y respirar aire fresco al menos una vez al día si es un preparto largo.

✓ Baños de agua caliente largos cuando las contracciones sean más intensas, difíciles de sostener o, simplemente, se necesite descansar, dado que el agua caliente ayuda a gestionar mejor el dolor.

✓ Utilizar la pelota de esferodinamia.

✓ Emplear aceite de lavanda en masaje o inhalado, sus propiedades ayudan a descansar y a controlar el dolor.

✓ Tranquilidad.

✓ Apoyo de la pareja.

✓ Apoyo profesional en caso de necesidad vía telefónica o presencial de manera esporádica en casa.

✓ Orgasmos. Pueden ayudar a aliviar el dolor por las endorfinas o acelerar el proceso por la liberación de oxitocina.

LA EXPERIENCIA DE INMA

Es la primera vez que Inma está embarazada y está nerviosa por si sabrá reconocer o no las contracciones del parto. Es una mujer ocupada y ha trabajado hasta el último momento del embarazo, ni siquiera le ha dado tiempo a hacer un curso de preparación a la maternidad. Pero piensa: «¿Para qué necesito un curso si las mujeres hemos parido toda la vida?».

La noche que cumple 40 semanas, Inma empieza a tener dolores irregulares. Necesita levantarse de la cama y moverse, y, emocionada, despierta a su pareja. «Iván, despierta, que ha empezado el parto.» Iván empieza a contar contracciones con una aplicación y ve que vienen cada siete minutos, cada diez, cada cinco, cada seis... Como no tienen claro cómo proceder, deciden acudir a urgencias, pues creen que para eso están los hospitales.

Al llegar, las contracciones han disminuido mucho. La profesional que los recibe les pone un monitor y le hace un tacto vaginal. «No estás de parto, solamente estás dilatada de 1 cm y el cuello está largo.» Inma e Iván se quedan sorprendidos mientras les entregan el papel del alta. «Volved cuando las contracciones sean regulares cada cinco minutos.»

Con cara de no entender nada, regresan a su casa. Por el camino, las contracciones han ido disminuyendo. Al llegar es de día y se dan cuenta de que las contracciones casi han desaparecido. Se quedan dormidos en el sofá, pero a los veinte minutos Inma se despierta con otra contracción. Piensa que es mejor quedarse despierta para activar el parto. Nota que si se mueve tiene más contracciones. Y así, cansada, llega la noche y de nuevo empiezan contracciones más seguidas. Aún no tienen un patrón regular, pero duelen más. La aplicación indica que son cada siete minutos e Inma decide volver al hospital. Ya no puede más, duelen y está cansada.

Al llegar a urgencias, le ponen de nuevo el monitor y le hacen un tacto vaginal con consentimiento. «No estás de parto, estás solamente de 2 cm y el cuello a medio borrar, mejor que vuelvas a tu casa.» Ella no entiende nada y se pone a llorar. No puede más, es la segunda noche que está en vela y no ha dilatado nada. Pide y suplica que la ingresen y la controlen de cerca, se siente perdida, sola y tiene miedo. En el hospital, acceden a ingresarla, le dan una habitación y le dicen que a la mañana siguiente la valorarán de nuevo.

A las 8 de la mañana pasa la matrona del turno de día y le hace un tacto vaginal, sigue de 2-3 cm... informan de que tiene dos opciones: irse a su casa o acelerar el parto. Inma desea que todo acabe, quiere tener a su bebé en brazos y descansar. Nadie le ha explicado cómo gestionar todo eso y empieza a sentirse culpable por no haber asistido a un curso de preparación al parto.

Empiezan la inducción, pero por la noche un tacto vaginal revela que prácticamente no ha habido progreso. No está dilatando y ella siente que su cuerpo está fallando. Al menos ha podido descansar con la epidural. A la mañana siguiente, el equipo médico recomienda una cesárea por falta de progreso.

Han pasado dos meses e Inma llora cada vez que recuerda su parto. Siempre se preguntará qué habría pasado si hubiera podido ir a un curso de preparación al parto, si hubiera podido gestionar mejor las contracciones en casa, si no hubiera ingresado tan pronto... Pero nadie le explicó, nadie la informó.

Dilatación

En esta fase, la mujer entra en trabajo de parto activo. El cérvix habrá borrado su grosor y dilatado hasta los 4 cm para llegar a los 10 cm, aproximadamente, al final de esta fase.

Las contracciones se convierten en regulares en tiempo, intensidad y frecuencia. Todas tienen un patrón similar y van en aumento.

¿CUÁNDO IR AL HOSPITAL O LLAMAR A LA MATRONA?

✓ Cuando tengas una contracción cada 3 minutos (tres contracciones en 10 minutos) si es tu primer parto. Si ya has dado a luz previamente de forma vaginal, se aconseja acudir al hospital o llamar a la matrona cuando las contracciones sean cada 5 minutos.
✓ Cada contracción tiene una duración mínima de 1 minuto.
✓ Necesitas vocalizar con cada contracción.
✓ Llevas una hora con este patrón.
✓ Al entrar en la bañera de agua caliente, las contracciones no desaparecen o disminuyen, sino que continúan o van en aumento.
✓ Necesitas apoyo profesional para sentirte segura.

Si el parto requiere ir a un hospital, la secreción de oxitocina se verá comprometida por el estrés de la situación y, por este motivo, las contracciones probablemente disminuirán hasta que la mujer se sienta segura y confortable.

Al llegar al hospital, la pareja tiene un papel clave, el de ocuparse de las tareas administrativas, entregar el plan de parto a la matrona, conocer y defender las preferencias de la mujer si es necesario y procurar que llegue cuanto antes a una habitación donde se sienta segura y tenga intimidad para facilitar el desarrollo óptimo del parto. Normalmente, a la llegada:

- Se pone una vía endovenosa en la mayoría de los centros de nuestro contexto, pero la vía sistemática no se recomienda en partos normales, dado que puede tener más riesgos que beneficios. En caso de necesitar una vía, siempre se estará a tiempo, incluso en situaciones de emergencia.

- Se hace un tacto vaginal para valorar si la mujer se encuentra o no en trabajo de parto activo. A partir de este tacto, solo se recomienda realizar uno cada cuatro horas máximo y siempre por el mismo profesional a ser posible. Cabe destacar que los tactos vaginales no son imprescindibles en la mayoría de los partos, pero pueden ayudar a orientar a los profesionales y a la mujer, sobre todo en el ámbito hospitalario.
- Control de bienestar fetal. En embarazos normales, la recomendación según la evidencia científica es la auscultación intermitente, mientras que en embarazos de riesgo se recomienda la monitorización continua.

Una vez que la mujer tenga habitación, conviene procurar adaptar el espacio para fomentar la liberación de oxitocina.

RECOMENDACIONES

✓ Apagar las luces y evitar distracciones.
✓ Los profesionales que entren en la habitación deben pedir siempre permiso y consentimiento. Idealmente, solo deberíamos estar acompañadas por una matrona.
✓ Poner música relajante que podemos llevar de casa.
✓ Habilitar una zona en el suelo para que la mujer pueda adoptar posturas verticales, en cuclillas o en cuadrupedia.
✓ Pedir una pelota de esferodinamia. En esta fase, no suele apetecer estar sentada encima, sino que se utiliza más bien para que la mujer se apoye cuando está en cuclillas o cuadrupedia.
✓ Asegurarte de no tener frío y estar cómoda; si necesitas cualquier cosa pídela a tu matrona.

Las mujeres entramos en un estado más introspectivo durante la dilatación, necesitamos adoptar posturas de recogimiento y nos molestan la luz, el ruido o las conversaciones. El movimiento es muy importante, puesto que es algo que se siente y nos guía. Sin pensar, se adaptan posturas que ayudan a la gestión del dolor y al bebé en su proceso de nacimiento. Moverte te mantendrá conectada a tu cuerpo y a tu bebé, y facilitará el progreso del parto. Sabemos por estudios[2] que el movimiento en el parto acorta su duración, reduce la necesidad de analgesia epidural y partos instrumentados o cesáreas. Solo la mujer puede acompañar las sensaciones y lo hace a través del movimiento.

La mujer empezará a vocalizar y emitir sonidos profundos por la boca cuando tenga la contracción. A veces, ayuda acompañar estos sonidos con las vocales «a» u «o».

RECOMENDACIONES

✓ Es muy importante la libertad de movimiento y posturas.
✓ Evitar entablar conversaciones, dado que hablarle conecta tu cerebro racional y para parir necesita desconectarlo para dar paso a su cerebro más primario e instintivo.
✓ Mantener la hidratación con bebidas isotónicas.
✓ Comer si apetece. Está comprobado que restringir el aporte de líquidos y comida aumenta la duración del parto y la percepción del dolor.
✓ Masajear la zona lumbar con aceite de almendras o coco y una gota de aceite esencial de lavanda.
✓ Apoyo emocional.

---

2. Lawrence, A., Lewis, L., Hofmeyr, G. y Styles, C. (2013). «Maternal positions and mobility during first stage labour.» *Cochrane Database of Systematic Reviews*, 2013, 10. doi: 10.1002/14651858.CD003934.pub4.

Transición

La transición es una fase que se ubica entre los 7 y los 8 cm y la dilatación completa, y actúa de puente entre la fase de dilatación y la fase de eyección fetal o expulsivo.

La mujer viene de una fase de cierta pasividad muscular provocada por las endorfinas y para llegar al expulsivo necesita activar el cuerpo y energía, lo que viene dado por un pico de adrenalina que producirá miedo e incertidumbre a la mujer. Al igual que en las anteriores fases, la transición no tiene una duración determinada. Cada mujer y bebé son únicos y, mientras estén bien, no hay prisa.

En esta fase, el cuello del útero está casi dilatado, la cabeza del bebé suele apoyarse en el cérvix y dar sensaciones de pujo prematuras, que se deben respetar y en ningún caso perturbar. Las contracciones se vuelven más intensas y duraderas, y la percepción del dolor aumenta.

SÍNTOMAS PARA IDENTIFICAR ESTA FASE SIN TACTOS VAGINALES

✓ Sensación de frío-calor.
✓ Náuseas o vómitos.
✓ Respiración más acelerada y temblores.
✓ Sensación de agotamiento y cansancio extremo.
✓ Inquietud, confusión e irritabilidad.
✓ Gritos, sensación y miedo de morir.

Esta fase es la más difícil de gestionar a nivel físico para la mujer, pero muy complicada de sostener también por parte de la pareja y los profesionales si no están habituados con la atención al parto fisiológico.

En esta fase, la mayoría de las mujeres piden ayuda, pero esta ayuda suele proporcionarse demasiadas veces en forma de epidural. Está bien si la mujer quiere una epidural de entrada, pero para las mujeres que desean un parto fisiológico, acceder a una epidural en esos momentos puede conllevar importantes sentimientos de fracaso y culpa a largo plazo.

En esta fase, las matronas tenemos la oportunidad de mostrar nuestra capacidad real de acompañar y sostener, actuar con convicción, destreza, confianza, amor e intuición.

Es importante ayudar en esta fase si la mujer lo pide. Se pueden sugerir posturas si no está cómoda, movimientos, refrescar la cara, procurar calor local, dar masajes e invitar a entrar en la bañera de partos si es posible. El cambio al medio acuático con agua caliente conseguirá que la mujer pueda relajar todo el cuerpo y segregar de nuevo altas dosis de endorfinas.

Las palabras y los gestos en esta fase son claves. Es muy importante recordarle a la mujer que todo está bien, que las sensaciones intensas que experimenta son normales y que pronto entrará en la siguiente fase.

La intervención de la matrona o profesional en esta fase puede ser determinante para el desenlace del parto y la satisfacción de la mujer con la experiencia vivida.

¿QUÉ PUEDE HACER LA PAREJA?

✓ Dar apoyo emocional.
✓ Ofrecer infusiones, zumos o bebidas isotónicas.
✓ Refrescar la cara con paños húmedos.
✓ Decir palabras de aliento.
✓ Recordarle a la madre cuáles son sus deseos.
✓ Mostrar tranquilidad y confianza.
✓ Reconocer su fortaleza.

Expulsivo

El expulsivo o descenso del bebé es la fase que va desde la dilatación del cuello del útero completa hasta el nacimiento del bebé. Es decir, es el trabajo del bebé de pasar por la pelvis materna una vez que la puerta (el cérvix) se encuentra abierta. Y esto sucederá a través de los pujos maternos espontáneos, que ayudarán poco a poco a la criatura a descender.

En esta fase, las contracciones pueden disminuir su frecuencia e intensidad y con cada una la mujer notará unas ganas muy fuertes e incontrolables de empujar.

En un parto fisiológico, los profesionales no deberían dirigir jamás los pujos. La Organización Mundial de la Salud recomienda permitir que las mujeres sientan el control de su propio proceso de parto y evitar imponer pujos dirigidos, dado que no hay evidencia que apoye sus beneficios.

Además, los pujos dirigidos pueden aumentar el riesgo de daños en el suelo pélvico de la mujer a corto y largo plazo, y pueden producir anomalías en la frecuencia cardíaca fetal debido a las apneas.

Es muy importante que la mujer pueda moverse con libertad y adoptar las posturas que mejor le convengan. Normalmente, las posturas que adopta la mujer de forma natural son verticales, lo que facilitará la apertura de la pelvis para ayudar al bebé a nacer.

POSTURA DE LITOTOMÍA

✓ Según la documentación histórica de la que disponemos, la primera mujer que dio a luz en esta postura fue en el año 1663, cuando el rey de Francia quiso ver nacer a su hijo.

✓ Fue la primera mujer asistida por un hombre, quien creyó que era la mejor posición para que el rey pudiera presenciar el nacimiento.

✓ También en el siglo XVII, el obstetra Mauriceau explicaba que dicha posición era la mejor para atender partos con fórceps.

✓ Actualmente, en España, un gran número de las mujeres aún dan a luz en dicha postura, a pesar de la evidencia científica contundente que muestra que parir en litotomía tiene riesgos para la madre y el bebé que incluyen:
  - Partos más largos.
  - Mayor probabilidad de necesitar analgesia epidural.
  - Mayor probabilidad de episiotomía o desgarros con afectación del esfínter anal.
  - Mayor probabilidad de parto instrumentado.
  - Mayor riesgo de alteraciones en la frecuencia cardíaca fetal.

✓ Limita la movilidad de la mujer. Es una postura que expone y resulta incómoda, contraria a la gravedad.

✓ Las mujeres tienen derecho a elegir la postura en la que desean dar a luz y los profesionales deben adaptarse.

La evidencia científica[3] nos muestra que dar a luz en posiciones verticales acorta la duración del expulsivo o descenso del bebé y reduce las probabilidades de episiotomía y parto instrumentado. Por este motivo, es tan importante fomentar la libertad de movimiento en el parto.

Además, evitar la posición supina, los pujos dirigidos y

3. Gupta, J. K., Sood, A., Hofmeyr, G. J. y Vogel, J. P. (2017). «Position in the second stage of labour for women without epidural anaesthesia.» *Cochrane Database of Systematic Reviews*, 2017, 5. doi: 10.1002/14651858. CD002006.pub4.

la oxitocina sintética durante esta fase reduce el riesgo de desgarros con afectación del esfínter anal, según un estudio.[4]

¿LA PELVIS ES ESTRECHA?

✓ La verdadera desproporción cefalopélvica (DCP) es muy poco común y solo se asocia a deformidades pélvicas, por lo general causadas por desnutrición o una rotura pélvica mal sanada. La posición fetal durante el trabajo de parto y la posición materna durante el expulsivo, sobre todo cuando las mujeres están en posición de litotomía, son las causas por las que se diagnostican la mayoría de las DCP en la actualidad.

✓ En la posición de cuclillas, conseguimos que se abra la pelvis un 33 % más que en litotomía.

✓ Además, nuestro cuerpo produce una hormona llamada «relaxina», que aumenta durante el embarazo y que secreta la placenta, que vuelve más laxos los ligamentos de la pelvis, por lo que da mayor flexibilidad en las articulaciones para que la mujer sea capaz de dejar paso al bebé en el momento del parto.

✓ Los bebés nacen con las fontanelas abiertas para que estas puedan solaparse y adaptarse al canal de parto si hay libertad de movimiento y tiempo.

✓ Recuerda que nadie puede predecir si podrás o no parir según el tamaño de tu pelvis sin antes haberte dado la oportunidad real de probarlo.

---

4. Tunestveit, J. W., Baghestan, E., Natvig, G. K., Eide, G. E. y Nilsen, A. B. V. (2018). «Factors associated with obstetric anal sphincter injuries in midwife-led birth: A cross sectional study.» *Midwifery*, 62, 264-272. doi: 10.1016/j.midw.2018.04.012.

Es normal en esta fase sentir ganas de ir al baño; es la cabeza del bebé descendiendo por el canal de parto y presionando el recto. También notarás sensaciones de apertura. Cuando la cabeza pasa por la vagina, lo hace despacio para no dañar los tejidos ni el suelo pélvico. Es importante permitir el descenso al ritmo de la madre y del bebé.

Las sensaciones que la mujer nota en esta fase (que está llena de mitos, prejuicios y miedos) son muy intensas pero gratificantes, porque siente que cada vez queda menos para abrazar a su bebé. Es la parte del parto en la que la mujer experimenta emociones y sensaciones más intensas, salvajes y mamíferas. Parir requiere abandonarse para poder reencontrarse con su nuevo ser de madre.

¿QUÉ ES LA MANIOBRA KRISTELLER?

✓ Es una maniobra que se ejerce a través de la presión por parte de un profesional de la salud en el fondo uterino de la mujer durante el descenso del bebé para acelerar el expulsivo.

✓ Los estudios disponibles no avalan su efectividad y por este motivo es una maniobra completamente desaconsejada por los organismos oficiales de salud y la evidencia científica.

✓ Los riesgos para la madre incluyen el dolor, rotura uterina, hemorragia posparto y lesiones del suelo pélvico.

✓ Para la criatura, forzar su salida de forma brusca sin permitir que se coloque adecuadamente puede ocasionar fracturas de clavícula, de cráneo, parálisis de Erb o lesiones del plexo braquial.

✓ En algunos países está prohibida.

✓ La mayoría de las mujeres experimentan esta maniobra como dolorosa, traumática y violenta.

Cuando la cabeza del bebé esté coronando, la mujer notará una sensación de quemazón intensa, el llamado «aro de fuego»; es una sensación fuerte, pero que acaba rápido, pues en pocos pujos la cabeza habrá salido.

Cuando nace la cabeza del bebé, es importante esperar a la siguiente contracción sin tirar del cuerpo y permitir a la madre que sea ella, si lo desea, quien reciba a su bebé. Tirar de la cabeza puede producir daños en el bebé como fracturas de clavícula y luxaciones, o aumentar el riesgo de daño perineal en la madre.

El bebé debe ir directamente hacia el pecho descubierto de su madre para iniciar el piel con piel.

PIEL CON PIEL

✓ Cuando nace, el bebé solo espera reencontrarse con su madre.

✓ Los beneficios incluyen la regulación de las constantes vitales del bebé, el aumento de los niveles de glucosa en sangre, mayor probabilidad de lactancia materna exitosa, reducción del llanto y fomento del vínculo madre-bebé.

✓ Además, el bebé se coloniza de bacterias saludables de la piel de la madre, que constituirán parte de su microbiota intestinal.

✓ Este contacto con la madre debe producirse inmediatamente después del nacimiento y no interrumpirse durante dos horas como mínimo.

✓ Ambos deben estar sin ropa y cubiertos por una sábana o manta.

Alumbramiento de la placenta

Ha nacido el bebé, el momento más significativo y emocionante del parto, el momento en que el cuerpo de la madre experimenta una cascada hormonal irrepetible, la mayor de su vida, para poder enamorarse de su bebé. Pero la placenta sigue dentro, el cordón late fuerte bombeando la sangre hacia su receptor, el bebé, y madre e hijo siguen siendo uno.

La duración de esta fase no suele superar una hora. Es muy importante no tocar ni pinzar el cordón umbilical y que el bebé reciba toda su sangre. El pinzamiento y el corte tardío del cordón umbilical ha demostrado tener enormes beneficios para la salud del recién nacido a corto y largo plazo.

PINZAMIENTO TARDÍO U ÓPTIMO DEL CORDÓN UMBILICAL

✓ El pinzamiento óptimo del cordón umbilical implica abandonar la práctica de pinzar y cortar de forma temprana el cordón cuando nace el bebé, dejando que este haga su trabajo, latiendo a su ritmo, respetando la fisiología del cuerpo y transfiriendo la sangre que queda en la placenta a su receptor, el bebé.

✓ Una vez que termina el proceso, el cordón queda blanco y no late, por lo que se puede considerar que ha finalizado la transición de forma satisfactoria y a partir de ese momento es adecuado cortar el cordón y separar al bebé de la placenta (a no ser que se opte por un parto lotus).

✓ Los efectos positivos de pinzar y cortar el cordón umbilical de forma tardía o una vez que el cordón deja de latir son muchos. A día de hoy no está justificado cortar sistemáticamente de forma temprana el cordón umbilical, pues puede causar más daños que beneficios al bebé.

✓ Entre los beneficios del pinzamiento tardío del cordón umbilical destacan:
  - Mayor aporte de hemoglobina.
  - Menor riesgo de anemia durante el primer año de vida.
  - Mayor aporte de células madre.
  - Mayor peso al nacer.
  - Menor riesgo de hipoxia al nacer.
  - Mejores habilidades motoras, finas y sociales a la edad de 4 años, que indican efectos positivos en el neurodesarrollo a largo plazo.

- Menor riesgo de hemorragia intra-ventricular, entero-colitis necrotizante, sepsis o necesidad de transfusión sanguínea en bebés prematuros.
✓ Anteriormente, se creía que esta práctica estaba relacionada con mayor riesgo de ictericia en el recién nacido, pero algunas investigaciones recientes[5] han mostrado que no existe tal asociación.
✓ Respetar la fisiología y permitir que el bebé reciba toda su sangre no es compatible con ningún tipo de donación de cordón a día de hoy en nuestro contexto.

Para más información, visitar la Plataforma Científica en Defensa del Pinzamiento Óptimo del Cordón Umbilical en www.pinzamientoptimo.org

El piel con piel, la primera mirada, el olor de nuestra cría, las caricias... serán cruciales para el óptimo inicio de la lactancia materna y el vínculo madre-hijo.

Interferir en esta primera hora de vida puede tener consecuencias importantes para ambos. Debemos preservar la intimidad, el calor, la oscuridad, el silencio y mantener un ambiente de respeto para que el cuerpo materno pueda hacer su trabajo, desprender la placenta y contraer el útero, y que el bebé pueda adaptarse de forma tranquila y armoniosa a la vida extrauterina.

La oxitocina endógena, la llamada hormona del amor, juega un papel vital en esta etapa y es la encargada de todo lo mencionado anteriormente. Como se trata de una hormona muy sensible y susceptible a pequeños cambios del ambiente, debemos tener mucho cuidado en esta fase.

5. Rana, N., Ranneberg, L. J., Målqvist, M., Ashish, K. C. y Andersson, O. (2020). «Delayed cord clamping was not associated with an increased risk of hyperbilirubinaemia on the day of birth or jaundice in the first 4 weeks.» *Acta Paediatr*, 109, 71-77. https://doi.org/10.1111/apa.14913.

El ruido, el frío, la luz, la gente desconocida o la separación de la madre y el bebé pueden fácilmente bloquear la secreción de oxitocina y propiciar una hemorragia posparto o una retención de placenta.

Cuidar de este entorno y de todo lo que ocurre alrededor puede ser difícil en ambientes hospitalarios, por eso la recomendación general es el alumbramiento dirigido con oxitocina sintética y tracción de la placenta por parte del profesional una vez pinzado y cortado el cordón umbilical.

Cuando la mujer da a luz en un entorno tranquilo como una casa de partos o su propio domicilio, el alumbramiento suele ser fisiológico por norma y solo se recurre a la oxitocina sintética en caso de precisarla. El alumbramiento fisiológico no requiere ninguna maniobra, sino esperar a que el propio cuerpo expulse la placenta a través de las contracciones maternas.

La oxitocina sintética utilizada en el alumbramiento dirigido tiene como beneficio la reducción de sangrado abundante en el posparto, pero puede tener también ciertos efectos adversos que incluyen hipertensión, dolor, dificultades con la lactancia materna y mayor riesgo de depresión o ansiedad posparto.

Las hormonas en el parto juegan un papel relevante tanto en el proceso físico como emocional y psicológico, y es importante preservar la armonía para conseguir los mejores resultados maternos y fetales.

En conclusión, existen dos tipos de manejo, el fisiológico y el activo. La revisión Cochrane[6] concluye que, aunque parece que el manejo activo reduce el riesgo de hemorragia pos-

6. Begley C.M., Gyte G.M.L., Devane D., McGuire W., Weeks A., Biesty L.M. (2019). «Active versus expectant management for women in the third stage of labour.» *Cochrane Database of Systematic Reviews*, 2019, Associations among cervical dilatation: CD007412. doi: 10.1002/14651858.CD007412.pub5.

parto, no tenemos certeza sobre estos resultados debido a la baja calidad de los estudios existentes. Además, añaden, la administración de oxitocina sintética también tiene efectos adversos y no está claro si las mujeres de bajo riesgo se benefician con el manejo activo sistemático, de ahí que recomienden que sean las mujeres quienes, informándose previamente, puedan decidir qué opción prefieren. Un estudio reciente[7] muestra que mientras el manejo activo es el adecuado para partos intervenidos, el manejo fisiológico podría ser la opción más segura en los partos no intervenidos que no presentan factores de riesgo. No existe mejor o peor opción; como en cualquier otra situación, es importante individualizar las circunstancias y actuar según el tipo de parto y las preferencias de la madre.

¿PUEDO QUEDARME CON LA PLACENTA?

✓ Las mujeres son libres de llevarse a casa su placenta si ese es su deseo.
✓ Cada cultura tiene sus propios rituales en torno a la placenta y la mujer es libre de despedirse de ella como sienta.
✓ Es un deber profesional respetar la intimidad y las creencias de las familias a las que acompañamos.
✓ En caso de querer llevarse la placenta, es importante tener en cuenta el recipiente para el traslado y su conservación óptima.
✓ Los profesionales deben garantizar una correcta conservación para que la madre pueda llevarse su placenta en las mejores condiciones.

---

7. Erickson, E. N., Lee, C. S., Grose, E. y Emeis, C. (2019). «Physiologic childbirth and active management of the third stage of labor: A latent class model of risk for postpartum hemorrhage.» *Birth*, 46, 69-79. https://doi.org/10.1111/birt.12384.

3

Cómo gestionar el·dolor
y herramientas disponibles

Una de las grandes preocupaciones de las mujeres es si podrán o no aguantar el dolor del parto.

El parto es un evento fisiológico en nuestra vida sexual y reproductiva: estamos preparadas para parir y el dolor que sentimos cuando damos a luz no está asociado a una patología, sino a la vida y la salud.

Las sensaciones que se experimentan en un parto distan mucho de cualquier dolor o molestia que la mujer haya vivido nunca. Son sensaciones extremas e intensas, que pueden tener el nombre que quieras y que surgen por varios motivos, entre ellos para facilitar que madre y bebé estén conectados en todo momento y acompañar a la criatura en su nacimiento en función de lo que necesite (por ejemplo, adoptar posturas según la posición en que se presenta el bebé para facilitar su salida).

Es importante saber que la mujer puede sobrellevar el proceso del parto sin intervención ni sufrimiento. En un parto fisiológico, la mujer experimenta después de cada contracción altas dosis de endorfinas, hormonas del placer y bienestar. Así, las contracciones del parto pueden visualizarse como olas del mar que van y vienen. Tú sientes cuándo comienzan y lo importante no es evitar ese dolor, sino sumergirte en él para traspasarlo. Recuerda que la contracción, la sensación intensa, dura solamente un minuto. Después vienen dos o tres minutos de calma, placer y descanso.

Anular cualquier tipo de sensación puede ser contraproducente porque, además de suprimir las sensaciones físicas, también interfiere con las hormonas del parto, que tienen un papel muy importante para que todo transcurra de forma armónica. Además, que la mujer deje de sentir no quiere decir que el bebé no sienta.

Nos empeñamos en no hacerlo cuando la magia está en sentir todo lo que está pasando, para poder tener el control de nuestro propio parto y ser más libres.

A veces, necesitamos ayuda externa para vivir las contracciones. Existen medidas no farmacológicas y farmacológicas.

OCHO HERRAMIENTAS NO FARMACOLÓGICAS QUE PUEDEN AYUDARTE

1. **Hidroterapia:** el agua es una de las opciones más seguras y eficaces para el control del dolor en el parto. Sumergirse en agua durante la dilatación relaja el cuerpo materno, facilita el movimiento durante las contracciones y el descanso flotante entre ellas. La inmersión en agua caliente durante el trabajo de parto reduce el período de dilatación y la necesidad de utilizar analgesia epidural en el parto sin aumentar los efectos adversos para la madre o el bebé.

2. **Masajes:** el masaje es una herramienta muy eficaz durante el trabajo de parto, que ayuda al cuerpo a producir más endorfinas. Además de tener un rol importante en la gestión del dolor en el parto, puede aumentar la satisfacción materna de forma significativa.

3. **Aromaterapia:** los aceites esenciales actúan como fármacos en el cuerpo. Existen aceites esenciales con propiedades específicas para el manejo del dolor, como, por ejemplo, la lavanda. La utilización de ciertos aceites esenciales durante el trabajo de parto se asocia a una reducción del miedo, el dolor y la ansiedad. Además, combinada con el masaje, ha mostrado reducir la necesidad de cualquier tipo de analgesia durante el trabajo de parto.[1] Es importante tener conocimiento de las propiedades de cada aceite esencial, pues, como los fármacos, existen aceites contraindicados durante la gestación o el parto, algunos incluso tienen efectos adversos.

4. **Acupuntura:** la acupuntura y la acupresión son herramientas que han mostrado eficacia para el control del dolor en el parto, reduciendo la necesidad de analgesia epidural y mejorando la satisfacción materna.[2] Es una terapia que precisa conocimientos y formación, y solo deberían aplicarla profesionales cualificados.

5. **Estimulación nerviosa transcutánea eléctrica (TENS):** es un aparato eléctrico que va conectado a unos parches que se colocan sobre la piel y que emiten pequeños impulsos eléctricos sobre el área donde se han colocado. Estos impulsos

1. Dhany, A. L., Mitchell, T. y Foy, C. (2012). «Aromatherapy and massage intrapartum service impact on use of analgesia and anesthesia in women in labor: A retrospective case note analysis.» *J Altern Complement Med.* 18 (10), 932-938. doi: 10.1089/acm.2011.0254.
2. Smith, C. A., Collins, C. T., Levett, K. M., Armour, M., Dahlen, H. G., Tan, A. L. y Mesgarpour, B. (2020). «Acupuncture or acupressure for pain management during labour.» *Cochrane Database of Systematic Reviews*, 2020, 2. doi: 10.1002/14651858.CD009232.pub2.

eléctricos interfieren en la señal del dolor que va al cerebro, reducen la percepción del dolor y relajan la musculatura. Además, se cree que el **TENS** puede ayudar a la liberación de endorfinas durante la fase temprana del parto. Una vez que el trabajo de parto entra en fase activa, el aparato **TENS** no ha mostrado diferencias en la gestión del dolor.

6. **Hipnosis:** el miedo y la ansiedad son factores que influyen de forma negativa en el control del dolor. La hipnosis pretende ayudar en el manejo de estas emociones alterando la conciencia a partir de un foco de atención para reducir la percepción externa. La hipnosis puede guiarla un profesional durante el parto o bien puede autoguiarla la mujer (previa preparación durante el embarazo). La evidencia científica[3] disponible ha mostrado que la hipnosis puede ser una herramienta útil para reducir la utilización de analgesia durante el parto.

7. **Técnicas de respiración y relajación:** las técnicas de relajación, como la meditación, la respiración con consciencia o el yoga, han mostrado ser útiles para el manejo del dolor en el parto. La evidencia científica disponible muestra que pueden ayudar a reducir la percepción del dolor, así como a mejorar la satisfacción materna en la experiencia del parto.[4]

8. **Calor local:** aplicar calor local con una bolsa de semillas caliente o una esterilla en el bajo vientre o las lumbares durante el parto es una herramienta simple y muy útil durante las contracciones de parto, que puede ayudar a aliviar las sensaciones intensas de las contracciones.

3. Madden, K., Middleton, P., Cyna, A. M., Matthewson, M. y Jones, L. (2016). «Hypnosis for pain management during labour and childbirth.» *Cochrane Database of Systematic Reviews*, 2016, 5. doi: 10.1002/14651858.CD009356.pub3.

4. Smith, C. A., Levett, K. M., Collins, C. T., Armour, M., Dahlen, H. G. y Suganuma, M. (2018). «Relaxation techniques for pain management in labour.» *Cochrane Database of Systematic Reviews*, 2018, 3. doi: 10.1002/14651858.CD009514.pub2.

Hay ocasiones en que el parto es muy largo, intervenido o agotador para la mujer, y es entonces cuando disponemos de herramientas farmacológicas para poder gestionar el dolor.

MÉTODOS FARMACOLÓGICOS QUE NO AFECTAN A LA MOVILIDAD

1. **Óxido nitroso:** es un gas inhalable que contiene 50 % de oxígeno y 50 % de óxido nitroso, y que neutraliza las transmisiones nerviosas cerebrales del dolor. No elimina la percepción del dolor, pero ayuda a que la mujer se focalice en la respiración y a aliviar las sensaciones más intensas del pico de la contracción. Los efectos secundarios son náuseas, vómitos y sequedad de boca. No tiene efectos adversos para el bebé y su principal ventaja es que, si no gusta, se puede dejar y los efectos desaparecen de forma inmediata.

2. **Inyecciones de agua estéril:** consisten en la aplicación de inyecciones subcutáneas de pequeñas cantidades de agua estéril en las lumbares de la mujer. Los efectos adversos son el dolor intenso durante su aplicación y el escozor. Parecen aliviar el dolor entre 10 minutos y 2 horas, según las mujeres, aunque no existe evidencia clara de su efectividad.

3. **Derivados mórficos:** consiste en la administración intramuscular de medicamentos derivados de la morfina, como, por ejemplo, la petidina. No alivian el dolor, pero pueden ser efectivos en el manejo del preparto largo debido a sus efectos de somnolencia. Los efectos adversos consisten en el malestar general, mareos, vómitos, sedación o hipoxia. Es importante conocer que cruzan la barrera placentaria y el bebé puede nacer deprimido y tener dificultades con la respiración y el inicio de la lactancia.

La epidural es el método analgésico más efectivo para gestionar el dolor en el parto. A día de hoy, es uno de los métodos más populares elegidos por las mujeres en España. Sus ventajas incluyen el alivio eficaz del dolor de las contracciones, el descanso materno y la participación activa de la madre en partos por cesárea.

No debemos perder de vista, sin embargo, que la epidural es una intervención médica y, como toda intervención, conlleva riesgos.

Cada mujer debe sopesar los riesgos y los beneficios según sus circunstancias personales, para poder tomar una decisión informada.

Acceder a una epidural no es simplemente optar por una simple forma de analgesia.

Implica que el parto se convierta automáticamente en un parto de riesgo y medicalizado, que requerirá de controles maternos y fetales continuos.

Para poder administrar una epidural se precisa que la mujer lleve vía endovenosa y sueros, se controlen las constantes vitales maternas y el latido fetal de forma continua a través de monitores electrónicos. La mujer permanece con estos cables durante todo el parto, lo que impide su libre movilización y la posibilidad de utilizar ciertas posturas.

Es recomendable que ante la posibilidad de utilizar una epidural se valore la opción de una Walking. Es un tipo de epidural que tiene similares efectos adversos, pero con la ventaja de que permite la movilidad de la mujer y no se pierde la sensibilidad.

RIESGOS DE LA EPIDURAL EN EL PARTO

Los más comunes son:
- ✓ Mayor riesgo de parto instrumentado con ventosa o fórceps, que pueden aumentar el riesgo de episiotomía o desgarro perineal severo.
- ✓ Mayor probabilidad de parto más largo.
- ✓ Mayor riesgo de hipotensión materna, que puede derivar en una reducción de oxígeno en el bebé.
- ✓ Movilidad reducida.
- ✓ Pérdida del control de esfínteres y necesidad de sondaje vesical.
- ✓ Mayor riesgo de fiebre durante el parto.
- ✓ Mayor probabilidad de necesitar oxitocina sintética para acelerar el parto.
- ✓ Picor de la piel.

Los menos frecuentes son:
- ✓ Mareos.
- ✓ Manejo del dolor inadecuado.
- ✓ Cefalea.
- ✓ Respiración materna más lenta.
- ✓ Infección en el punto de inserción.

Las complicaciones raras incluyen:
- ✓ Convulsiones maternas.
- ✓ Daños nerviosos.
- ✓ Dificultades respiratorias severas.

Además, un estudio reciente ha relacionado el uso de epidural con un mayor riesgo de puntuación baja en el test de APGAR del recién nacido, así como con una mayor probabilidad de ingreso neonatal en unidad de cuidados intensivos.[5]

La epidural es una herramienta muy valiosa para ciertos partos que deben ser medicalizados por razones de salud, pero nunca debería haber llegado a ser una parte intrínseca de la atención al parto normal.

Los porcentajes de epidural son indicativos de calidad asistencial. Tanto su infrautilización como su uso sistemático indican carencias en la calidad asistencial que reciben las mujeres. Normalmente, su abuso va asociado a sistemas que carecen de ratios óptimas de matronas que puedan acompañar a las mujeres y ofrecer el ideal de cuidados *one to one*: una matrona para cada mujer en su parto, que es una de las medidas más eficaces para reducir el porcentaje de epidurales y mejorar la experiencia materna.

Así que, como cada intervención médica en el parto, la decisión que se tome debe basarse en información veraz, objetiva y científica, teniendo siempre en cuenta las circunstancias personales de la mujer.

5. Ravelli A.C.J., Eskes M., de Groot C.J.M., Abu-Hanna A., Van der Post J.A.M. (2020). «Intrapartum epidural analgesia and low Apgar score among singleton infants born at term: A propensity score matched study» edición online previa a la impresa, del 6 de marzo de 2020. *Acta Obstet Gynecol Scand*. 2020;10.1111/aogs.13837. doi:10.1111/aogs.13837).

4

El parto en el agua

Parir dentro del agua es posible. De hecho, se ofrece ya en muchos países desde el propio sistema de salud público. En nuestro contexto, depende de cada hospital y de sus propios protocolos, pero en general no existe consenso y los profesionales no están formados ni habituados a este tipo de nacimientos, y limitan el uso de las bañeras de parto únicamente para la dilatación.

La evidencia científica[1] muestra que dar a luz en el agua acorta la duración del parto y reduce la probabilidad de tactos vaginales, de episiotomía, de riesgo de desgarro perineal y de intervenciones médicas como la rotura de la bolsa del líquido amniótico, el uso de oxitocina sintética para acelerar el parto o la monitorización interna.

No se observan diferencias neonatales entre los bebés na-

1. Cluett, E. R., Burns, E. y Cuthbert, A. (2018). «Immersion in water during labour and birth.» *Cochrane Database of Systematic Reviews*, 2018, 5. doi: 10.1002/14651858.CD000111.pub4.

cidos en el agua o los bebés nacidos fuera de ella en cuanto a resultados en el test de APGAR o ingresos en cuidados intensivos neonatales.

El parto en el agua es seguro y, además, la experiencia materna con el parto es más positiva. La mujer puede experimentar una sensación placentera, de confort y de alivio del dolor cuando entra en el agua caliente, lo que suele facilitar el trabajo de parto y supone una transición más suave para el bebé al nacer.

El parto en el agua debería ser una opción real y accesible para toda mujer que lo desee.

LA EXPERIENCIA DE LOURDES

Lourdes parió a su primer hijo con epidural en un hospital. Tenía pánico al dolor.

En esta ocasión, embarazada de su segunda hija, quiere probar el parto en el agua. Lourdes ha buscado una clínica en Madrid donde hay matronas que atienden partos en el agua. Se ha preparado muchísimo durante el embarazo para poder gestionar el dolor. Ha asistido a clases de yoga y meditación, y a un curso de hipnosis.

A las 38 semanas, se pone de parto y acude a la clínica elegida. La reciben las matronas que ya conoce y le llenan enseguida la piscina de partos. Lourdes entra en la piscina cuando ya está de 7 cm y esta vez todo transcurre más rápido. Respira con cada contracción y consigue traspasar el dolor.

El agua está siendo de gran alivio y le permite flotar y moverse con libertad. Las matronas van controlando el latido del bebé, todo está perfecto. Pronto, Lourdes empieza a notar ganas de empujar y las matronas la animan a acompañar las sensaciones.

En pocos pujos, Daniela nace dentro del agua, como un

pez. La recogen las manos de Lourdes, sin prisa, y luego esta la acuna en su pecho. Daniela empieza a llorar en cuanto su nariz sale del agua.

Todo ha sido tan fácil y agradable, Lourdes se siente increíblemente bien. Sale del agua con su bebé en brazos para alumbrar la placenta en la silla de partos que le han preparado al lado. Una vez alumbrada la placenta, cortan el cordón. Y Lourdes llora de emoción junto a su pareja. Realmente, el parto en el agua ha sido lo que ella imaginaba.

En realidad, piensa, el dolor del parto no es sufrimiento si te acompañan y te ofrecen medidas de confort. Después de esta experiencia, repetiría una y mil veces.

5

El papel de la pareja

El embarazo y el parto son procesos de la vida sexual y reproductiva de la mujer que nos pertenecen a nosotras, pero la pareja también tiene un papel clave y es el de informarse, documentarse, involucrarse, asistir a un buen curso de preparación a la maternidad y conocer nuestros deseos y expectativas para poder defenderlas en el día del parto si es necesario.

Nosotras gestamos, parimos y amamantamos, pero las parejas forman parte de todo el proceso y es importante caminar juntos en la misma dirección.

DIEZ COSAS QUE LA PAREJA DEBE TENER EN CUENTA EL DÍA DEL PARTO

1. Estar informada, conocer el proceso y las fases del parto para poder reconocerlas en su momento.
2. Saber cómo contar contracciones y cuándo empezar sin necesidad de pedir nada a la mujer.

---

3. Ofrecer a menudo agua, zumos o bebidas energéticas, así como alimentos para asegurar un buen aporte de líquidos y energía necesaria para el buen desarrollo del parto.

4. Poner la música que la madre ha elegido para el momento.

5. Tener la bolsa del hospital preparada y localizada, y conocer dónde se encuentra todo el material necesario para el parto en caso de que este sea en casa.

6. Tener el coche aparcado cerca del domicilio para facilitar el traslado al hospital.

7. Proporcionar calor local y masajes en la zona lumbar con los aceites preparados.

8. Preparar baños de agua caliente o duchas para gestionar el dolor.

9. Conocer el plan de parto y las preferencias de la mujer para defenderlas tal y como han acordado. La mujer y la pareja forman un equipo.

10. No contagiar sus miedos. Dar la mano. Recordarle a la mujer a menudo que es poderosa, que ella puede y que lo conseguirá.

No todo acaba en el parto. Aquí es donde todo comienza. Estar igual de informados e implicados en la crianza es muy importante para la relación, la convivencia, salud familiar y coherencia. Cuando nace una nueva criatura, la estructura familiar y de pareja tendrá que reajustarse y reencontrarse. No suele ser un proceso simple, pero puede llegar a ser una gran oportunidad de crecimiento para toda la familia.

6

Control de bienestar fetal

Durante el parto, es importante controlar el latido del bebé para poder valorar si este se encuentra en buenas condiciones. Existen dos formas para hacerlo: la monitorización continua y la auscultación intermitente. En la revisión Cochrane se analizaron los resultados de la monitorización continua fetal electrónica (MCEF) frente a la auscultación intermitente y se comprobó que la monitorización continua electrónica fetal estaba asociada a un menor riesgo de convulsiones neonatales, que ocurren raramente en 1 de cada 500 bebés, pero no redujo el riesgo de parálisis cerebral ni de mortalidad infantil u otros parámetros de salud neonatal. Además, la MCEF se asoció a un mayor riesgo de parto instrumentado o cesárea, que también conlleva importantes riesgos para el bebé y, por este motivo, se llegó a la conclusión de que las mujeres deben estar informadas sobre los riesgos y los beneficios para poder tomar decisiones informadas en sus partos. Además, la revisión reconoce que la evidencia disponible es poca, antigua y de baja calidad.

Más recientemente, se ha publicado un estudio retrospectivo[1] cuyos datos arrojaron como resultado que la utilización de la monitorización continua fetal electrónica está independientemente asociada a mayor riesgo de cesárea y parto instrumentado. Además, señala que la MCEF no se relacionó con una reducción de la mortalidad infantil (mortalidad neonatal desde los 0 a los 27 días de vida y mortalidad posnatal entre los 28 y los 364 días de vida) en embarazos a término. Este estudio concluye que la utilización universal de la monitorización continua fetal electrónica en embarazos a término de bajo riesgo no está justificada.

Dada la evidencia disponible, las guías NICE *Intrapartum care for healty women and babies* recomiendan «no ofrecer la monitorización continua electrónica fetal en mujeres de bajo riesgo durante el parto» y utilizarla solo en partos que presenten complicaciones o riesgos.

En mujeres de alto riesgo se considera indicada la monitorización continua fetal. Aunque recientemente se ha publicado una revisión sistemática[2] de la literatura publicada que examinó la evidencia disponible para determinar si la monitorización continua mejoraba los resultados neonatales (mortalidad y parálisis cerebral) en mujeres de alto riesgo en comparación con la auscultación intermitente, los resultados mostraron que no hay diferencias significativas en la mortalidad perinatal. La mayoría de los estudios publicados tienen importantes sesgos

1. Heelan-Fancher, L., Shi, L., Zhang, Y., Cai, Y., Nawai, A. y Leville, S. (2019). «Impact of continuous electronic fetal monitoring on birth outcomes in low risk pregnancies.» *Birth*, 46, 2, https://doi.org/10.1111/birt.12422.

2. Small, K. A., Sidebotham, M., Fenwick, J. y Gamble, J. (2019). «Intrapartum cardiotopograph monitoring and perinatal outcomes for women at risk: Literature Review.» *ScienceDirec*, https://doi.org/10.1016/j.wombi.2019.10.002.

y la monitorización continua se asoció a una mayor incidencia de parálisis cerebral en bebés prematuros. La revisión concluye que la ciencia no demuestra que la monitorización continua aporte beneficios en mujeres de alto riesgo.

Como hemos visto, la evidencia con relación a esta práctica tan estandarizada no ofrece los beneficios que creemos y, por el contrario, presenta importantes riesgos que deberían examinarse de forma urgente por el dilema ético que conlleva seguir ofreciendo dicha intervención de forma sistemática.

La recomendación en embarazos normales y de bajo riesgo es la auscultación intermitente, según la Organización Mundial de la Salud. Además, este tipo de control de bienestar fetal favorece el libre movimiento de la mujer y su propia comodidad.

AUSCULTACIÓN INTERMITENTE

✓ Se utiliza un dispositivo doppler manual portátil o un estetoscopio de Pinard.

✓ Fomenta el parto fisiológico, dado que permite libre movilidad de la madre.

✓ Se ausculta cada 15 minutos, durante 1 minuto, después de la contracción durante la fase de dilatación.

✓ Se ausculta cada 5 minutos, durante 1 minuto, después de la contracción durante la fase de expulsivo.

✓ Los profesionales deben documentar la auscultación en la historia clínica.

✓ Si se perciben alteraciones de la normalidad, se recomienda escuchar más a menudo, por ejemplo, después de tres contracciones consecutivas. Si se confirma desviación de la normalidad, se aconseja la monitorización continua.

7

Vueltas de cordón

Las vueltas de cordón no son una patología, sino una variación de la normalidad. Un 37 % de los bebés nacen con una o más vueltas de cordón, ya sea en el cuello, en bandolera o en alguna extremidad. Se forman durante el embarazo y no son peligrosas.

El cordón umbilical es muy resistente y elástico, ya que está formado por la gelatina de Wharton, que protege la vena que lleva sangre arterial y las dos arterias umbilicales que llevan la sangre venosa del bebé hacia la placenta. Esta gelatina es tan eficaz en su capacidad protectora que incluso habiendo nudos verdaderos la circulación fetal no se ve afectada normalmente.

Pinzar y cortar el cordón cuando la cabeza ha salido y se observan vueltas es una práctica obsoleta y no recomendada que tiene importantes riesgos para el bebé.

MITOS

- ✓ Conllevan riesgo para la vida del bebé.
- ✓ Debe cortarse inmediatamente una vez que la cabeza nace, para permitir que el cuerpo salga.
- ✓ Es indicación de cesárea.
- ✓ Deben diagnosticarse por ecografía.

REALIDADES

- ✓ No suponen ningún riesgo añadido para el bebé en términos generales.
- ✓ No se deben tocar ni intentar liberar una vez que la cabeza ha nacido.
- ✓ Tampoco se debe comprobar si hay vueltas ni pinzar y cortar el cordón de forma precoz.
- ✓ Los bebés con vueltas de cordón pueden nacer vía vaginal.
- ✓ No existe mayor riesgo de mortalidad perinatal ni problemas cardiorrespiratorios para los bebés que nacen con vueltas de cordón, según la evidencia científica disponible.[1]
- ✓ Las vueltas de cordón suelen observarse en la ecografía del tercer trimestre. Informar a las mujeres de su hallazgo no aporta ningún beneficio ni mejora la salud perinatal; en cambio, puede llegar a generar miedo y ansiedad de cara al parto.
- ✓ No deberían considerarse un hallazgo ecográfico susceptible de ser registrado en ningún informe.

1. Masad, R., Gutvirtz, G., Wainstock, T. *et al.* (2020). «The effect of nuchal cord on perinatal mortality and long-term offspring morbidity.» *J Perinatol*, 40, 439-444, https://doi.org/10.1038/s41372-019-0511-x.

En conclusión, las vueltas de cordón son muy habituales y no son motivo para intervenir. Una vez que nace el bebé, se desenrollan con facilidad. Si el cordón es corto, se pueden llevar a cabo maniobras específicas como la de la voltereta o *somersault* para facilitar el nacimiento.

LA EXPERIENCIA DE JULIETA

Julieta quiere dar a luz en casa a su primer bebé, pero le preocupa muchísimo que el bebé pueda tener problemas durante el nacimiento debido a una vuelta del cordón. Este miedo está arraigado en ella, pues su madre siempre le ha contado que ella tuvo que nacer por cesárea porque llevaba una vuelta de cordón.

Julieta se decide a compartir sus preocupaciones con su matrona independiente, que le explica que nada más y nada menos que un tercio de los bebés nacen con una o más vueltas de cordón umbilical y que la evidencia científica muestra que no está asociado a mayor riesgo ni complicaciones, por norma general.

Le cuenta varios casos que ha atendido y le explica que ella se formó en Inglaterra, donde jamás notó preocupación alrededor del cordón umbilical hasta que llegó a España, donde hay una inquietud cultural interesante, probablemente debido a todas las intervenciones que de forma injustificada se han atribuido al cordón umbilical.

Además, la matrona le cuenta que los vasos del cordón están protegidos por una gelatina especial que, aunque aparezcan vueltas o nudos, permite que la circulación no se vea afectada. Y, al final, le hace una pregunta que realmente la invita a reflexionar: «¿Tú crees que la naturaleza se habría equivocado tanto? Hablamos de un tercio de los bebés, no de un porcentaje bajo».

Julieta se quedó más tranquila.

El día del parto, dio a luz en el suelo del baño de su casa a un bebé precioso de 2.950 g que llevaba nada más y nada menos que tres vueltas de cordón.

La matrona estuvo controlando la frecuencia cardíaca fetal durante todo el parto de forma intermitente y todo transcurrió con normalidad. Al nacer la cabecita del bebé, la matrona vio las vueltas, pero no hizo nada más que esperar a que saliera el cuerpo para desenredar las tres vueltas suaves que llevaba el bebé de collar. El APGAR fue excelente y el bebé pudo disfrutar de un pinzamiento óptimo del cordón umbilical.

Después de su parto, Julieta se pregunta junto a su madre si realmente su nacimiento por cesárea debido a una vuelta de cordón fue necesario. Nunca tendrá respuesta a su pregunta, pero se siente feliz de haber confiado en su matrona, tan preparada, que no necesitó intervenir ante una situación tan común pero con tanto tabú.

8

La episiotomía

La episiotomía es una intervención quirúrgica que conlleva un corte del periné de la madre durante el expulsivo del parto para facilitar la salida de la cabeza del bebé. Este corte solamente debería hacerse en casos muy concretos en los que el bebé está sufriendo y necesita nacer de forma inmediata o en partos instrumentados. Hacer episiotomías de rutina y sin indicación médica válida no está justificado bajo ningún concepto a día de hoy.

La evidencia científica[1] ha demostrado que hacer episiotomías de forma sistemática no reduce el riesgo de desgarros mayores con afectación del esfínter anal ni el riesgo de incontinencia. Además, las episiotomías están asociadas a una recuperación más lenta, mayor riesgo de disfunciones del suelo pélvico y dolor de la cicatriz a largo plazo, sobre todo durante las relaciones sexuales.

1. Jiang, H., Qian, X., Carroli, G. y Garner, P. (2017). «Selective versus routine use of episiotomy for vaginal birth.» *Cochrane Database of Systematic Reviews*, 2017, 2. doi: 10.1002/14651858.CD000081.pub3.

En España, el porcentaje de episiotomías durante el parto sigue siendo alarmante y supera el 40 % de los partos vaginales, muy por encima de las recomendaciones oficiales del Ministerio de Sanidad o la Organización Mundial de la Salud, que recuerda que dicha intervención no debería superar el 10 %.

¿CÓMO REDUCIR EL RIESGO DE EPISIOTOMÍA?

✓ Atención del parto por parte de matronas. De esta manera, el porcentaje de episiotomías se reduce drásticamente en comparación con los partos normales atendidos por médicos.

✓ Elegir una profesional habituada y formada con la atención al parto fisiológico.

✓ Dar a luz en casa o en casas de parto reduce el riesgo de dicha intervención.

✓ Utilizar posturas verticales durante el parto.

✓ Libertad de movimiento y tiempo.

✓ Parir dentro del agua.

Algunas mujeres experimentan un desgarro perineal durante el parto. Existen diferentes grados:

- Primer grado: pequeñas lesiones de la piel y la mucosa que no requieren normalmente sutura.
- Segundo grado: lesiones del periné que afectan a la piel y la musculatura, y requieren sutura.
- Tercer grado: lesiones de la piel y la musculatura con afectación de la musculatura anal. Requieren sutura en quirófano.
- Cuarto grado: comunicación completa de la vagina con

el recto. Precisa reparación y reconstrucción en quirófano. Alto riesgo de infección y secuelas.

La mayoría de los desgarros son de primer y segundo grado, es decir, lesiones leves que cicatrizan de forma sencilla y no suelen dar complicaciones a largo plazo. Solamente un 3 % de los desgarros son de tercer y cuarto grado, y por lo general van asociados a episiotomía previa o partos instrumentados.

Nunca una episiotomía estaría indicada para prevenir un desgarro, dado que hacerlo aumenta el riesgo de lesiones graves del periné.

¿CÓMO REDUCIR EL RIESGO DE DESGARROS PERINEALES?

✓ Libertad de movimiento.
✓ Evitar postura de litotomía o en silla de partos durante el expulsivo.
✓ Aplicar compresas calientes en el periné durante la salida de la cabeza del bebé.
✓ Salida suave de la cabeza del bebé.
✓ Parto en el agua.
✓ Masaje perineal.

El masaje perineal es una gran herramienta que ayuda a tomar consciencia del periné a la mujer y a dar elasticidad a los tejidos. Es muy recomendable, sobre todo en mujeres que esperan su primer bebé, pero cabe destacar que ni es imprescindible ni necesario. El periné de la mujer está preparado para dar a luz con masaje perineal o sin él.

Recuerda que la mejor forma de prevenir una episiotomía es elegir bien al profesional que te atenderá. La decisión o no de realizar una episiotomía depende del estado de salud del bebé al nacer y del profesional que atiende a la mujer, no de sus tejidos.

LA EXPERIENCIA DE OLIVIA

Olivia espera su segundo bebé. El primer parto no fue nada bien. Acabó siendo un expulsivo instrumentado con una episiotomía y un desgarro de tercer grado. La recuperación fue tan dura y dolorosa que necesitó ayuda profesional y un año para reanudar su vida sexual. Tuvo que acudir a una fisioterapeuta especializada en suelo pélvico y hacer con ella meses de rehabilitación. Un año después, pudo empezar a tener relaciones sexuales sin dolor. Y hasta cinco años después de su primer parto no decidió buscar un segundo embarazo.

Durante la primera visita a su ginecólogo privado, le pregunta por el parto. Tiene miedo de que se repita la historia. Él le explica que sus antecedentes no son favorables y que, si esta vez desea ahorrarse todo el sufrimiento anterior, puede optar por una cesárea programada.

Olivia queda estupefacta; en realidad ella no quiere una cirugía abdominal, solo quiere parir sin problemas. Así que decide que al llegar a casa empezará a buscar información y alternativas. Su hermana, que conoce de cerca su historia, la anima a buscar una segunda opinión.

Unas semanas más tarde, Olivia se encuentra explicando su caso en la consulta de un equipo de matronas de una casa de partos. Las matronas le cuentan que esta vez puede tener un parto normal y, de hecho, sería importante reducir al máximo las intervenciones para preservar la fisiología y reducir los riesgos. Remarcan que al tener una episiotomía y desgarro anterior, existe mayor riesgo de que se pueda repetir, pero que dicho riesgo es muy bajo si se tienen en cuenta ciertos aspectos.

Las matronas le explican que el movimiento y el respeto a sus tiempos es clave. No forzar pujos ni descenso, sino utilizar posturas que reduzcan el riesgo de desgarro; evitar estar en posición ginecológica; escuchar su instinto; proteger el periné suavemente con compresas calientes durante la salida de la cabeza... Olivia no da crédito a lo que está escuchando. Le están recomendando un parto opuesto al que su ginecólogo le proponía. Y no sabe muy bien por qué, pero las explicaciones de las matronas resuenan en su interior.

En realidad, ella quiere parir, quiere tener un parto sencillo, vivido, sentido. Le da miedo el desgarro, pero entiende que el riesgo se puede reducir mucho si tiene el apoyo y el acompañamiento de alguien como ellas.

A las 41 semanas, Olivia se pone de parto y acude a la casa de partos. Todo transcurre fluidamente en un parto suave y placentero. Durante el expulsivo, Olivia tiene miedo, pero las matronas enseguida la animan a ponerse en posición cuadrupedia y a pujar muy suavemente escuchando su cuerpo mientras le protegen el periné con unas compresas calientes. Qué alivio siente, cuánto apoyo. Las sensaciones son fuertes e intensas, pero enseguida nace su bebé. Nur pesa 200 g más que su hermano con la sorpresa de un pequeño desgarro de primer grado que no precisa sutura.

Olivia se recupera muy pronto del pequeño desgarro y se siente feliz. Esta vez tiene ganas de iniciar las relaciones sexuales con su pareja nada más terminar la cuarentena. Y, sorprendida, no tiene dolor, sino más sensibilidad y placer que antes. Siente de alguna forma que este parto la ha reconciliado con su cuerpo.

9

El parto por cesárea

Según el Instituto Nacional de Estadística, en el año 2018 se registró en España un 26,23 % de nacimientos por cesárea. Esta cifra varía mucho según las comunidades autónomas. Por ejemplo, en la Comunidad Valenciana, los partos por cesárea fueron del 30,6 %, mientras que en el País Vasco solo del 15,8 %.

La Organización Mundial de la Salud estima desde 1985 que ninguna región o país debería superar el 10-15 % de cesáreas. Hacerlo no supone mejoras en los resultados maternos o neonatales, sino que, por el contrario, aumenta los riesgos para ambos.

RIESGOS DE LA CESÁREA PARA LA MADRE

✓ Mayor riesgo de infección, trombo, hemorragia o histerectomía.
✓ Mortalidad materna cuatro veces superior al parto vaginal.

✓ Mayor riesgo de daños en otros órganos durante la cirugía.

✓ Mayor riesgo de depresión posparto.

✓ Puede afectar a la futura fertilidad.

✓ Mayor riesgo de futuros embarazos ectópicos.

✓ Mayor riesgo de implantación anormal de la placenta en futuros embarazos, de repetición de cesárea o de muerte fetal intrauterina inexplicable.

RIESGOS PARA EL BEBÉ

✓ Mayor riesgo de dificultades respiratorias al nacer y prematuridad iatrogénica.

✓ Mayor riesgo de dificultades con el inicio de la lactancia.

✓ Alteración de la microbiota intestinal.

La cesárea es una cirugía abdominal mayor y uno de los avances más importantes en obstetricia para salvar vidas. Como cualquier otra intervención en el parto, con indicación médica real mejora los resultados maternos y neonatales. Pero utilizar esta herramienta de forma indiscriminada e injustificada pone en riesgo a madres y bebés a corto y largo plazo.

La evidencia científica[1] ha mostrado que las probabilidades de acabar dando a luz por cesárea dependen en gran medida del profesional que la mujer elija para el parto. En mujeres de bajo riesgo, el cuidado por parte de un médico implica un aumento del riesgo de intervenciones y partos

1. Carlson, N. S., Corwin, E. J., Hernández, T. L., Holt, E., Lowe, N. K. y Hurt, K. J. (2018). «Association between provider type and cesarean birth in healthy nulliparous laboring women: A retrospective cohort study.» *Birth*, 45, 159-168. doi: 10.1111/birt.12334.

operativos en comparación con los partos atendidos por matronas. Tener acceso a una matrona puede reducir el riesgo de cesáreas, así como dar a luz en unidades de baja intervención o en el domicilio particular.

LA MICROBIOTA INTESTINAL

✓ El microbioma humano es el conjunto de microorganismos que se encuentran en diferentes partes del cuerpo.

✓ Estas bacterias sanas y que viven en armonía se adquieren sobre todo en tres fases importantes:
- Al pasar por el canal vaginal durante el parto normal.
- Al entrar en contacto con la piel de la madre, piel con piel madre-recién nacido.
- Con la ingesta de calostro y leche materna.

✓ Los nacimientos por cesárea, recibir antibióticos durante el parto o los primeros meses de vida, la alimentación con leche de fórmula artificial o bañar al recién nacido afectan a la adquisición saludable de la microbiota.

✓ Los estudios actuales[2] muestran que una alteración de la microbiota al nacer y durante los primeros años de vida está asociada a mayor probabilidad de tener ciertas enfermedades a largo plazo como eczemas, obesidad, alergias o enfermedades autoinmunes.

Actualmente, el abuso de cesáreas se ha convertido en un problema de salud pública real.

2. Arrieta, M. C., Stiemsma, L. T., Amenyogbe, N., Brown, E. M. y Finlay, B. (2014). «The intestinal microbiome in early life: Health and disease.» *Frontiers in immunology*, 5;5:427. doi: 10.3389/FIMMU.2014.00427.

¿CÓMO REDUCIR EL RIESGO DE CESÁREA EN EMBARAZOS NORMALES?

✓ Elige una matrona para el acompañamiento del embarazo, el parto y el posparto.

✓ Las probabilidades de cesárea se reducen drásticamente si das a luz en casa o en una casa de partos.

✓ Si deseas dar a luz en un hospital, mejor público que privado.

✓ Disminuir el número de intervenciones innecesarias durante el embarazo como las ecografías del tercer trimestre en embarazos normales o la monitorización continua sistemática del final del embarazo.

✓ En caso de dudas, pide siempre una segunda opinión médica.

✓ Durante el parto, muévete.

✓ La combinación de rotura artificial de la bolsa del líquido amniótico, analgesia epidural y oxitocina sintética para acelerar el parto está asociada al parto por cesárea.

En caso de que el parto acabe con una cesárea necesaria o si por razones de salud justificadas tienes que programar una cesárea, tus derechos no se anulan. Puedes hacer un plan de parto de cesárea detallado con todos tus deseos y preferencias.

RECOMENDACIONES

✓ Pinzamiento tardío del cordón umbilical si es posible.

✓ Bajar la luz en el momento en que nace el bebé.

✓ Bajar la talla que separa el campo quirúrgico en el momento del nacimiento para que la madre pueda observar.

✓ Que la primera voz que escuche sea la de su madre.

✓ Piel con piel inmediatamente después del nacimiento.

✓ Inicio precoz de la lactancia materna en quirófano.

✓ Permanecer siempre acompañada por la pareja.

✓ Evitar separaciones innecesarias.

LA EXPERIENCIA DE ELENA

Elena esperaba su primera hija. Nunca se había imaginado cómo sería su parto, pero lo que no pensaba es que fuera a necesitar una cesárea programada para dar a luz. A la semana 20 de embarazo le diagnosticaron una placenta previa marginal. Le explicaron que podía cambiar la situación de la placenta, que la mayoría subía durante la gestación y que, aunque era pronto para hablar del parto, si no cambiaba el diagnóstico tendría que ser un parto por cesárea. Elena se fue a su casa preocupada, no podía dejar de pensar en la cesárea. Y aunque su cabeza le decía que todo podía cambiar, había algo dentro de ella que le aseguraba que no.

A las 24 semanas, Elena empezó a sangrar un día al levantarse. Avisó a su pareja y se fueron corriendo a urgencias. Allí les explicaron que el sangrado se debía a la placenta previa marginal y que a partir de ese momento debería llevar una vida tranquila y más controles. Elena cogió la baja laboral, solo quería que el embarazo transcurriera con normalidad, pero de vez en cuando tenía un nuevo episodio de sangrado.

Los viajes a urgencias, la ansiedad y la incertidumbre se hicieron insostenibles para Elena. Todo aquello empezaba a afectarle psicológicamente. Tenía miedo de perder a la niña con cada sangrado, pero por suerte ella se encontraba bien.

Llegada la semana 38 y después de infinitos controles, la placenta seguía en el mismo sitio, así que le propusieron una cesárea programada durante la semana 39. Elena se fue a su casa y elaboró un plan de cesárea detallado. Había leído que, aunque el parto fuera por cesárea, ella seguía teniendo voz y derechos. Le daba pánico la cirugía, pero entendía que no había más opciones y que la cesárea era necesaria.

A las 39 semanas y 1 día, acudió al hospital y entregó al ginecólogo su plan de parto. Este lo leyó detalladamente y le dijo que intentaría respetar todas sus peticiones y deseos. Que aunque el parto no pudiera ser como ella deseaba, sería un recuerdo especial, bonito y único para ella y su pareja. A las pocas horas, se encontraban dentro de quirófano. Elena temblaba de miedo, pero pronto empezó a escuchar la música de fondo. Era su canción preferida y su pareja estaba a su lado; todo saldría bien. En pocos minutos se escuchó un llanto y bajaron la sábana que tenía delante. Le enseñaron a su preciosa hija mientras permitían que el cordón latiera un minuto antes de cortarlo.

Rápidamente, le pusieron a su hija en el pecho y la lactancia materna comenzó en el quirófano con la ayuda de una matrona. Elena y su pareja se besaron, ya eran tres.

Su parto quizá no fue el que hubiera imaginado, pero fue perfecto en su esencia y se respetaron todos sus deseos.

Han pasado seis meses y Elena recuerda con una sonrisa en los labios el día en que nació su pequeño milagro.

10

Parto vaginal después de cesárea

El 75 % de las mujeres que intentan un parto vaginal después de cesárea tienen éxito. El nacimiento vía vaginal es, por norma general, la forma más segura de nacer para el bebé y de dar a luz la mujer a corto y largo plazo.

Cuando una mujer tiene una o más cirugías uterinas, debe tener información en torno a los riesgos y los beneficios del parto vaginal frente a la cesárea programada, para poder tomar una decisión fundamentada y consciente.

Dos cesáreas anteriores no son motivo de exclusión para el intento de parto vaginal, según guías de la Sociedad Española de Ginecología y Obstetricia o guías americanas. La tasa de éxito ronda el 71 % y los riesgos parecen ser similares, aunque ligeramente superiores y especialmente asociados a la inserción anómala de la placenta.

El principal riesgo de un parto vaginal después de cesárea es el de rotura uterina, que varía en función del lugar en el que se da a luz y el tipo de parto, y oscila entre el 0,02 y el 2 %.

Este porcentaje aumenta cuando el parto es inducido o hay intervenciones durante el proceso. En una rotura uterina, el 5,5 % de los bebés mueren.

Actualmente, la Generalitat de Catalunya, según su protocolo del seguimiento del embarazo, ya no considera de alto riesgo este tipo de gestaciones, sino que establece que las cirugías uterinas previas se consideran de riesgo medio.

RECOMENDACIONES DE LAS GUÍAS NICE[1] SOBRE LA ATENCIÓN AL PARTO VAGINAL DESPUÉS DE CESÁREA

✓ No es necesaria una vía endovenosa durante el parto. Solo estaría justificado ponerla en caso de administración de oxitocina sintética o rotura artificial de la bolsa del líquido amniótico.

✓ No existe mejor o peor opción, las mujeres con cesárea anterior deben decidir si prefieren un parto vaginal o una cesárea programada con información veraz, objetiva y científica.

✓ Explicar que el riesgo de rotura uterina es muy bajo.

✓ Aclarar que una cesárea de urgencia está asociada a mayor riesgo de hemorragia, infección y futuros problemas obstétricos.

✓ Para el bebé no existen diferencias en los resultados a corto plazo según el tipo de nacimiento.

✓ Explicar que, en caso de necesitar oxitocina sintética, se asocia a mayor riesgo de rotura uterina y parto instrumentado, pero reduce el riesgo de cesárea de repetición.

✓ Se puede ofrecer auscultación intermitente. Solo se usará la monitorización continua fetal electrónica en caso de emplear oxitocina sintética o de realizar una rotura artificial de la bolsa del líquido amniótico.

---

1. Reino Unido (actualizadas).

✓ No está contraindicada la utilización de la piscina de partos como método de analgesia.

✓ En caso de utilizar epidural, se asocia a mayor riesgo de parto instrumentado, pero mayor probabilidad de parto vaginal.

✓ La mujer puede beber y comer durante el parto.

✓ Se recomienda libertad de posturas.

En conclusión, un parto vaginal después de cesárea es una opción válida y segura. Su seguridad aumenta con los partos de inicio espontáneo, que se atienden respetando al máximo la fisiología. En caso de precisar intervenciones, hay que sopesar bien los riesgos y los beneficios de cada opción para poder tomar decisiones fundamentadas.

A nivel emocional, las mujeres con una cirugía uterina anterior, sobre todo las que tuvieron una cesárea de urgencia, suelen tener heridas importantes y dudas sobre la capacidad de sus cuerpos para dar a luz. Esta incertidumbre emocional a menudo sana con el éxito de un parto vaginal o el acompañamiento respetuoso y empoderador del parto que les devuelva la confianza en su cuerpo, con independencia de como transcurra el desenlace final.

LA EXPERIENCIA DE MARÍA

El primer hijo de María nació con 4 kg en un parto inducido que acabó con una cesárea de urgencia. María dilató hasta los 10 cm, pero, después de muchas horas y pujos, le dijeron que el bebé era demasiado grande para pasar por su pelvis.

María ha vivido los últimos tres años desde que nació

Manu pensando que su cuerpo había fallado en algo. Pero un día, ya embarazada de su segundo hijo, le regalan un especial libro sobre el poder del parto y empieza a descubrir que quizá el problema jamás fue suyo, sino de todas las intervenciones que recibió. Tal vez podría haber parido si el parto hubiera comenzado de forma espontánea o le hubieran permitido moverse. Empiezan a surgir demasiados «¿y si...?» en su cabeza y decide contactar con una matrona independiente.

María tiene claro que no quiere un parto en casa. Ella se siente segura en un hospital, pero necesita conocer a los profesionales que la atenderán. Esta vez, contrata el servicio de acompañamiento del embarazo, dilatación en casa y puerperio de forma privada con Raquel, una matrona que ya atendió a su amiga Juana y de la que tiene estupendas referencias.

María quiere tener la certeza de que en esta ocasión la acompañarán como ella desea para conseguir un parto respetado. Necesita sentir que su cuerpo tiene la oportunidad real de dar a luz, independientemente de como acabe siendo el nacimiento del bebé.

El seguimiento del embarazo transcurre sin problemas y Raquel empieza las visitas domiciliarias de María en la semana 36. Hablan del plan de parto, de traslado... María se siente cuidada y escuchada, sabe que esta vez será diferente, aunque las dudas le aparecen a menudo en la cabeza.

A las 41 semanas, llama a Raquel a las 3 de la madrugada: el parto ha comenzado y necesita apoyo en su casa. La matrona llega y controla que todo esté bien. A las pocas horas, Raquel se da cuenta de que María empieza a notar presión y le propone un tacto vaginal. Está dilatada de 8 cm, así que deciden ir al hospital acordado, donde también puede entrar Raquel, quien, al llegar, informa al personal del progreso del parto. María ingresa directamente en la sala de partos.

Enseguida empiezan las ganas de empujar y le proponen

una epidural que María rechaza gritando: «¡No, esta vez quiero el control yo!». Raquel sigue haciéndole masajes lumbares y aplicando calor local donde María señala que tiene dolor. Pronto, se escucha una bradicardia del bebé y le piden monitorizar un rato el latido tumbada, pero ella no puede estarse quieta ni tumbarse.

De nuevo, escuchan una pequeña bradicardia mientras María empieza a empujar. Le dicen que tendrán que acelerar un poco el expulsivo. Ella mira rápido a Raquel, que coincide con el personal del hospital. María empuja de forma salvaje y le piden que se tumbe, pero ella no puede y empuja otra vez de pie.

Finalmente, con ayuda de todos, consigue tumbarse. La cabecita ya se asoma, pero las bradicardias cada vez son más largas. La matrona que atiende el parto le explica lo que está ocurriendo y le pide consentimiento para realizar una episiotomía. María solo quiere que el parto termine pronto y accede.

Rápidamente, nace Carla. Le cuesta un poco respirar, pero enseguida lo consigue mientras le estimulan la espalda. María está alucinando, ¡lo ha conseguido!

Durante una visita del posparto en casa, Raquel le pide a María que le cuente cómo se sintió y cómo vivió el parto. María le contesta que no cambiaría nada: «El final no fue perfecto, pero el control siempre estuvo en mis manos y me siento feliz de haberlo conseguido prácticamente sola».

11

Cuando el parto no acontece
como esperábamos.

El parto es un acontecimiento que está relacionado con emociones de felicidad y alegría, pero no siempre puede asociarse a un evento positivo. Cuando las cosas no van como habíamos planificado el parto puede acabar dejando emociones de tristeza, dolor y pérdida.

Cuando la experiencia del parto es negativa, la mujer tiene más riesgo de sufrir ansiedad, depresión posparto o incluso estrés postraumático. Todas estas situaciones van vinculadas a un posparto difícil y a una mayor dificultad de vínculo madre-hijo.

Pasar por la experiencia de un parto traumático deja una huella imborrable en el cerebro de ambos. Hay algunas mujeres que relacionan el hecho de tener hijos con una experiencia tan dolorosa que evitan incluso tener más hijos para no pasar de nuevo por una vivencia similar.

La mayoría de las mujeres quieren un parto lo menos intervenido posible. Cada vez es mayor el número de mujeres que eligen estar informadas, no seguir la corriente establecida y ser críticas con los protocolos que se supone que se deben seguir. La demanda social de mujeres que buscan individualización de cuidados crece, pero el sistema cambia despacio.

No podemos culpar a las mujeres de un sistema que les falla. Un sistema que no ofrece lo que la evidencia científica más reciente recomienda, que se niega a cambiar o lo hace muy despacio. Porque por el camino vamos dejando mujeres y bebés dañados física y emocionalmente. Por el camino va quedando demasiada violencia y demasiadas experiencias traumáticas que ya no podremos borrar.

Cuando el parto no acaba como tú habías imaginado, a veces nadie ni nada diferente podría haber cambiado el resultado, pero demasiado a menudo sí podría haber sido muy distinto. Porque en muchas ocasiones esta mala experiencia es el resultado de un cúmulo de intervenciones que acaban necesitando otras más para poder salvar a la madre y al bebé.

Los resultados pueden cambiar mucho según cómo te hayas sentido tratada. Si el equipo lo hace con respeto, dignidad y eres tú quien toma las decisiones, el parto puede acabar de una forma u otra, pero tú saldrás igualmente empoderada y sintiendo que siempre mantuviste el control de tu parto. Porque, al final, no importa tanto el parto que tuviste, sino cómo te sentiste.

Según la Organización Mundial de la Salud, una comunicación efectiva entre profesionales y mujeres con interacciones positivas durante el parto afecta de forma significativa la experiencia de parto, y esto se reflejará en la salud mental de la mujer en el posparto y el vínculo que establecerá con su bebé. Además, una comunicación efectiva se asocia a menor número de intervenciones en el parto y mejores resultados. Utilizar el lenguaje adecuado y comunicarnos con las mujeres de forma respetuosa y digna es un asunto de derechos humanos.

Es importante que sepas que sentirte mal por el parto que tuviste está bien y no es extraño, sino natural. No es justo que se pida a una mujer que esté feliz y contenta con un parto robado o que no pudo acontecer como ella deseaba, aunque físicamente madre y criatura estén sanas.

La salud abarca mucho más allá del cuerpo físico. Un parto es una experiencia trascendental en la vida sexual y reproductiva de la mujer, que dejará una huella imborrable en nuestro cerebro, ya sea positiva o negativa. Por este motivo es tan importante cuidar el parto y el nacimiento como la experiencia única e irrepetible que son.

¿QUÉ PUEDES HACER SI LA EXPERIENCIA DE TU PARTO FUE TRAUMÁTICA O EL RECUERDO ES DOLOROSO?

✓ Visitar a una psicóloga perinatal que te ayude a sanar y gestionar emocionalmente lo que pasó.

✓ Revisar la historia clínica con una profesional para poder entender lo que sucedió.

✓ Buscar un grupo de apoyo de madres con quien compartir entre iguales.

✓ Poner una queja formal en el centro o profesional para explicar cómo te sentiste tratada; solo así las cosas podrán cambiar.

✓ Denunciar en caso de negligencia médica.

Según una investigación[1] realizada en el año 2017 que analizó la vivencia de 748 mujeres a través de una entrevista donde se les preguntaba sobre su experiencia traumática del parto, las mujeres sintieron que los profesionales priorizaban su agenda por encima de sus necesidades dando lugar a intervenciones innecesarias que alteraron el proceso de parto para satisfacer las preferencias del profesional y no las necesidades de la madre y del bebé.

Algunos profesionales utilizaron mentiras y coacciones para que las mujeres aceptaran ciertos procedimientos. En particular, estas mentiras y coacciones estaban relacionadas con el bienestar fetal. Algunas mujeres describieron situaciones violentas y de abuso. Para algunas, estas circunstancias desencadenaron memorias de abuso sexual.

VIOLENCIA OBSTÉTRICA

✓ Es la apropiación de los procesos reproductivos de las mujeres por parte de los profesionales de la salud a través de conductas paternalistas, infantilizadoras, falta de respeto o consentimiento, coacción para acceder a ciertos procedimientos o abuso de intervenciones, que tendrán consecuencias físicas y emocionales para la mujer.

✓ Se percibe como una pérdida del control y del derecho a decidir sobre nuestro propio cuerpo.

✓ Reconocida por la Organización Mundial de la Salud y las Naciones Unidas.

✓ Algunos países ya disponen de leyes para regularla y penalizarla.

---

1. Reed, R., Sharman, R. y Inglis, C. (2017). «Women's descriptions of childbirth trauma relating to care provider actions and interactions.» *BMC Pregnancy Childbirth*, 17 (21), https://doi.org/10.1186/s12884-016-1197-0.

✓ Se produce en todo el mundo y afecta a las mujeres de todos los niveles socioeconómicos; es un problema global de salud pública.

✓ Según el informe de las Naciones Unidas sobre violencia obstétrica emitido en el año 2019, los Estados deben proteger y hacer efectivos los derechos humanos de las mujeres, así como aprobar leyes y políticas para combatir y prevenir la violencia obstétrica, enjuiciar a los responsables y proporcionar reparación e indemnizaciones a las víctimas.

Las interacciones y acciones de los profesionales pueden influir muy significativamente en la experiencia materna del parto. Es necesario que los servicios de maternidad prioricen las necesidades físicas y emocionales de las mujeres para reducir así el trauma perinatal y las experiencias dolorosas que quedan grabadas para siempre en el recuerdo materno.

Priorizar la salud mental de las mujeres es un asunto de salud pública global y un deber moral.

DUELO PERINATAL

✓ Hay veces que la vida y la muerte se encuentran. Hay veces que se dan la mano en un espacio de tiempo tan efímero que duele. Hay bebés que nacen sin vida, que nacen pero al poco tiempo se van. Hay bebés que no se quedan, a pesar de todo, o que vuelan demasiado rápido.

✓ Hay madres que paren pero reciben a un bebé sin vida. Mujeres que abrazan a sus bebés por un injusto tiempo. Madres que cantan y susurran palabras de amor a un bebé que no respira o que se apaga lentamente. Madres que nada más parir se despiden o que, a pesar de la subida de la leche, no tienen bebé que busque sus pechos.

✓ Estas mujeres, estos bebés, estas familias merecen respeto, atención, dedicación, cuidados y mucha empatía. Porque la experiencia por la que tienen que transitar puede necesitar oídos, abrazos y silencios. Una experiencia intensa, dolorosa y triste, pero que también puede ser dulce y amorosa si se cuida. Para que los recuerdos no sean tan difíciles, para que los recuerdos puedan llegar a ser bonitos, a pesar de todo.

✓ Dar tiempo para la despedida a los padres es clave en todo el proceso del duelo, así como guardar recuerdos o fotografías del bebé.

✓ Ante la pérdida de un hijo, es importante que las madres reciban apoyo psicológico y cuenten con los recursos disponibles en la comunidad, tales como grupos, asociaciones o libros.

TERCERA PARTE
EL PUERPERIO INMEDIATO

1

Las primeras horas de vida

La vida del bebé no tiene sentido sin el cuerpo de su madre. Nace y espera reencontrarse con ella, al otro lado de la piel.

El cuerpo de la madre es lo único que conoce y puede regular sus constantes vitales y ofrecerle seguridad ante un mundo y unas sensaciones que desconoce.

El bebé no entiende de separaciones: cualquier separación, por pequeña que sea, puede causarle estrés. Y el estrés puede dañar su pequeño y vulnerable cerebro.

Las primeras horas son claves para establecer el vínculo y la lactancia materna. En esos momentos, está en juego una cascada hormonal importante que debe ser meticulosamente protegida.

De las primeras horas puede depender la salud mental materna del posparto. Una separación innecesaria se asocia a mayor riesgo de ansiedad o depresión posparto. Además, se ha observado que la separación precoz se vincula a mayor dificultad con el inicio de la lactancia, menor número de ofrecimiento de tomas de pecho y más dolor al amamantar.

Solamente se podría justificar una separación en caso de urgencia vital de la madre o el bebé. Todo lo demás puede y debe esperar.

Aprovechad para estar piel con piel: cuantas más horas, más beneficios.

LA EXPERIENCIA DE ANA

Ana tuvo un parto prematuro. Su bebé nació a las 33 semanas de gestación a través de un parto por cesárea. Ana solo pudo ver de lejos a su bebé, al que se llevaron rápidamente a neonatología para estabilizarle las constantes vitales. No hubo piel con piel, se conocieron un día más tarde y le tuvieron que decir quién era su hijo porque no lo reconocía.

Han pasado seis meses y Ana llora cada día. Llora al mirar a su bebé, llora pensando en el parto, llora porque no conecta con su bebé, llora porque cree que no es buena madre.

Intentó hacer lactancia materna, pero a los dos meses de vida el bebé acabó prefiriendo los suplementos que le daban en biberón. Ana siente que la maternidad la está superando y decide buscar ayuda con una psicóloga perinatal que le recomiendan.

El diagnóstico es depresión posparto. A Ana le esperan meses de terapia para sanar la herida de su parto y lactancia, pero lo que más le duele en el alma fue la separación que vivió durante las primeras horas de vida. Ana sabe que esto no se podrá recuperar, pero empieza a aceptar sus sentimientos y a entenderlos. Pide perdón a su bebé y se pide perdón a ella misma. La medicina los salvó, pero estar vivos no es suficiente. Espera poder colocar con el tiempo cada emoción en su lugar y dejar de sentir culpa por todo lo que pasó.

2

Pruebas del recién nacido

Cualquier prueba en un recién nacido sano puede esperar para respetar al menos la primera hora de vida del bebé sin interrupciones ni separaciones innecesarias.

TEST DE APGAR

✓ Es un simple test que se realiza a todos los recién nacidos para valorar su estado físico de salud.
✓ No es necesaria la separación, se puede realizar encima del pecho de la madre.
✓ El test se realiza al minuto de vida, a los 5 minutos y se repite a los 10.
✓ Evalúa con puntuaciones del 0 al 2 cada una de las siguientes funciones:
  – La actividad cardíaca
  – La frecuencia respiratoria
  – Los reflejos

> – El tono muscular
> – El color de la piel
> ✓ Los resultados se suman hasta dar un total máximo de 10, que nos indicaría un bebé sano adaptado de forma óptima a la vida extrauterina.

Pesar y medir al bebé no es urgente y se puede hacer en cualquier momento del primer día. Además, en España, se realizan dos profilaxis sistemáticas a todos los bebés.

Profilaxis ocular

- La profilaxis ocular se realiza sistemáticamente a todos los bebés recién nacidos desde 1800, pues aproximadamente un 10 % de los bebés nacidos en hospitales europeos contraían una enfermedad llamada *oftalmia neonatorum* (conjuntivitis ocular), causada por la gonorrea, enfermedad de transmisión sexual que causaba ceguera en un 3 % de los bebés afectados.
- Hoy en día, la causa más común de la conjuntivitis del recién nacido es la clamidia, otra enfermedad de transmisión sexual, que si está activa en el momento del parto, el bebé puede contraer al pasar por el canal vaginal de la madre. Además, existen otras bacterias causantes de la enfermedad que son resistentes a los antibióticos que se administran de manera profiláctica.
- Es prácticamente imposible que un bebé nacido por cesárea con la bolsa del líquido amniótico intacta pueda contraer la enfermedad.

- La recomendación en España sigue siendo, a día de hoy, la profilaxis antibiótica para todos los bebés recién nacidos, aunque hay países como Inglaterra, Suecia, Holanda, Dinamarca, Bélgica o Noruega que ya no realizan dicha profilaxis de forma sistemática.
- Los efectos adversos de la administración de la profilaxis sistemática incluyen mayor riesgo de resistencias bacterianas, visión borrosa e interferencia con el vínculo madre-bebé.
- Una alternativa a la profilaxis sistemática sería la realización del cribado prenatal de clamidia a las mujeres.
- Otra alternativa es observar a los recién nacidos y, en caso de que desarrollen conjuntivitis, acudir al médico de forma urgente para poder tratarlos con antibióticos oculares.
- Algún estudio ha mostrado que la administración de gotas de leche materna en el ojo puede reducir la incidencia de la enfermedad.
- En conclusión, la profilaxis sistemática ha reducido drásticamente el riesgo de *oftalmia neonatorum*, pero actualmente existen alternativas válidas para bebés nacidos en países desarrollados con fácil acceso a cribados prenatales, atención sanitaria y antibióticos en caso de necesidad.
- Los modelos de países nórdicos parecen ser razonables y seguros, y un ejemplo para reducir el uso indiscriminado de antibióticos en población de bajo riesgo de países con recursos.

Vitamina K

- La vitamina K es un medicamento que se administra sistemáticamente a todos los bebés recién nacidos para prevenir la enfermedad hemorrágica, que ocurre en entre 4 y 7 bebés de cada 100.000 si no se administra el fármaco.
- La enfermedad hemorrágica del recién nacido es muy grave y puede producir la muerte. Existen tres tipos de enfermedad:
  - Temprana: ocurre en las primeras 24 horas de vida. No se puede prevenir con la administración de vitamina K. Está asociada a madres que toman algunos fármacos, como anticoagulantes, algunos antibióticos o anticonvulsionantes.
  - Clásica: ocurre entre el segundo y séptimo día de vida. El sangrado aparece en la piel, la nariz, el intestino... Y es fácilmente prevenible con la profilaxis.
  - Tardía: ocurre entre el octavo día y las tres o cuatro primeras semanas de vida. Es la más peligrosa. Puede afectar a bebés que no han recibido la vitamina K, pero también pueden causarla enfermedades hepáticas no prevenibles con esta vitamina. El sangrado aparece en el intestino, debajo de la piel o el cerebro.
- La administración de la vitamina K se puede realizar de dos maneras:
  - Oral: es más difícil de absorber y se precisan más dosis. La pauta más aceptada y recomendada según las guías NICE de Reino Unido es una dosis en el nacimiento, otra a la semana de vida y otra al mes, aunque existen también otros modelos de administración más largos. Es importante administrar el fármaco con las tomas

de leche para facilitar la absorción. Con la administración oral, el riesgo de enfermedad hemorrágica del recién nacido ocurre en 0-0,9 bebés de cada 100.000. No se sabe si puede interferir con la microbiota intestinal del bebé, puesto que no existe evidencia.

- Intramuscular: se administra una sola dosis durante las primeras horas de vida a través de una inyección intramuscular. Los riesgos incluyen la infección y el dolor. La absorción es mejor y el riesgo de enfermedad hemorrágica del recién nacido ocurre en 0-0,4 bebés de cada 100.000 después de recibir 1 mg.

• No sabemos por qué los bebés nacen con deficiencia de vitamina K. La vitamina K no se puede absorber a través de la placenta y la leche materna contiene bajas dosis de esta vitamina. Es importante investigar por qué la naturaleza ha previsto que los bebés no reciban vitamina K y los posibles riesgos asociados a su administración en altas dosis en el nacimiento.

Existen otras dos pruebas que se realizan sistemáticamente a todos los bebés:

Cribado de audición

• Aproximadamente 5 de cada 1.000 recién nacidos presentan algún problema de audición.
• Esta prueba se hace para detectar de forma precoz los niños con problemas de audición y poder así tratarlos tempranamente y reducir problemas de comunicación.
• Se lleva a cabo en el mismo centro hospitalario y antes del alta, o de forma ambulatoria en bebés nacidos en

casa durante los primeros días de vida y no más tarde del primer mes.

- Se aplican unos electrodos en la cabeza del bebé para registrar la actividad auditiva. Es indoloro y sencillo, aunque puede ser aparatoso.
- No es una prueba obligatoria, pero sí recomendada.

Cribado de enfermedades metabólicas

- Prueba que se realiza a partir de las 48 horas en el hospital o ambulatorio.
- Consiste en pinchar el talón del bebé para extraer una muestra de sangre. Idealmente, se debería hacer siempre con el bebé en el pecho de la madre, por su efecto analgésico.
- Con esta prueba se pueden detectar 20 enfermedades que incluyen trastornos metabólicos hereditarios, hipotiroidismo congénito o fibrosis quística.
- Si estas enfermedades se diagnostican de forma precoz, el pronóstico mejora.
- Es una prueba opcional, como todas.

3

El inicio de la lactancia materna

El bebé nace muy despierto gracias al pico de adrenalina materna que tiene lugar al final del parto. Esto tiene un porqué específico: crear la primera impronta materna y que el bebé busque el pecho de la madre para iniciar la lactancia.

La Organización Mundial de la Salud recomienda que todos los recién nacidos puedan iniciar la lactancia materna durante la primera hora de vida. Hacerlo reduce de forma importante el riesgo de mortalidad neonatal.

Al desprenderse la placenta de la madre, disminuyen drásticamente la progesterona y el lactógeno placentario, dando paso a la prolactina, la hormona encargada de la producción de la leche materna. La succión y el vaciado del pecho regulan la producción de la leche; es decir, a mayor succión, mayor producción.

Los primeros días, la madre tendrá el calostro, que se empieza a crear entre el tercer y cuarto mes de embarazo. Contiene altas cantidades de anticuerpos e inmunoglobulinas para proteger al bebé de infecciones. Es el primer alimento que recibe el bebé, rico en proteínas, sodio, potasio, cloruro y colesterol para estimular el óptimo crecimiento de su corazón. Su color es amarillento debido a los carotenos que contiene. El objetivo de su función laxante es ayudar al bebé a expulsar el meconio. Las pequeñas cantidades de calostro que ingiere el bebé durante los primeros días son suficientes para nutrirlo y protegerlo. Se recomienda que el bebé haga un mínimo de ocho tomas al día para mantener sus niveles óptimos de energía.

Los bebés suelen estar más ansiosos y demandantes durante el segundo día de vida, pero no debe interpretarse como una señal de hambre. Su comportamiento es un mecanismo fisiológico para estimular la subida de la leche madura, que aparece alrededor de las 72 horas después del nacimiento.

La lactancia materna debería ser siempre a demanda. Esto significa que no hay horarios ni relojes. Las tomas las marcan la madre y el bebé según sus necesidades, con un mínimo de 8-10 tomas diarias.

Es importante saber que «a demanda» también significa sin interferencias que puedan alterar dicha demanda, como, por ejemplo, los chupetes, que son sustitutos del pecho materno y no son necesarios si el bebé tiene libre acceso a este. Aun así, en caso de querer introducir chupete, no es recomendable hacerlo hasta que la lactancia materna esté establecida y el bebé tenga como mínimo un mes de vida. Su utilización está relacionada con acortamiento del tiempo de amamantamiento y dificultades en la lactancia, el aumento de frecuencia de otitis media y problemas dentales.

Los problemas más habituales que pueden aparecer en la lactancia son el dolor y las grietas en el pecho durante los primeros días. La mayoría de las veces se debe a problemas de agarre y posición, que son fácilmente solucionables con modificaciones simples. Pero si el dolor persiste o las heridas no mejoran, es importante buscar ayuda de forma inmediata de profesionales expertos en lactancia materna para poder solventar con rapidez la causa de las molestias y dificultades, que pueden tener repercusiones para la madre o el bebé.

QUÉ HACER EN CASO DE:

✓ **Pezones planos:**
  - Importante entender que el bebé no succiona del pezón, sino de la areola, y que muchas mujeres con pezones planos no presentarán dificultades.
  - No recomendar ejercicios ni artilugios durante el embarazo ni el puerperio para sacar el pezón, pues no han demostrado ser efectivos, presentan dolor y aumentan la desconfianza en la mujer.
  - Inicio precoz de la lactancia materna.
  - Agarre profundo.

- Apoyo profesional.
- Valorar pezonera en caso de dificultades de agarre.
✓ **Grietas:**
  - Son heridas que aparecen durante los primeros días en el pezón y no son normales.
  - Importante solucionar la causa.
  - Mantener las heridas limpias. Se pueden lavar con agua y jabón varias veces al día y secar con papel limpio.
  - Evitar cremas, lociones o la aplicación de leche materna.
  - Aplicar solo aceite de oliva.
✓ **Ingurgitación mamaria:**
  - Se trata de una retención de líquidos y sangre, no de leche.
  - El objetivo es ablandar la areola para facilitar el agarre del bebé.
  - Se puede utilizar una técnica de presión inversa suavizante para reducir el edema o extraer un poco de leche manualmente al inicio de la toma.
  - Evitar el uso del sacaleches.
  - Aplicar frío local, las hojas de col verde frías pueden ser de gran ayuda.
  - Lactancia a demanda; a más succión, mayor alivio.
  - Antiinflamatorios en caso de necesidad.
✓ **Obstrucción mamaria:**
  - Aparición de un bulto en una mama que se manifiesta con dolor y enrojecimiento de la zona.
  - Importante el vaciado del pecho a través de la succión del bebé.
  - Aplicar calor antes de la toma y masajear durante esta.
  - Colocar al bebé en una posición en la que su mentón masajee y vacíe el conducto mientras mama.
  - Tomar antiinflamatorios en caso de necesidad.
✓ **Mastitis aguda:**
  - Es una infección de la mama.
  - Aparece dolor, enrojecimiento de la mama y calor, malestar general y fiebre de más de 38,5 grados.

- La mayoría de las mastitis se resuelven con medidas conservadoras y sin antibiótico.
- Aplicar frio local, vaciar bien el pecho y descansar son medidas básicas.
- Tomar antiinflamatorios según prescripción.
- Si en 24-48 horas no hay mejora, valorar antibioterapia.

Sabemos que el bebé está comiendo lo suficiente por su actitud, el número de deposiciones y micciones, y la ganancia de peso.

DEPOSICIONES Y MICCIONES

✓ Primer día: una deposición y una micción.
✓ Segundo día: dos deposiciones y dos micciones.
✓ Tercer día: tres deposiciones y tres micciones.
✓ A partir del cuarto día: tres o más deposiciones y alrededor de seis micciones.
✓ En los tres primeros días, el bebé suele hacer deposiciones de meconio que evolucionan a heces de transición con un color verdoso alrededor del tercer día de vida y cambian a heces amarillas del lactante entre el cuarto y quinto día.

PÉRDIDA DE PESO NORMAL

✓ Pérdida fisiológica de peso durante los 3 primeros días de alrededor del 6-7 % y que no debería superar el 10 %.
✓ Ganancia de peso de 140 g o más a la semana.
✓ Recuperación del peso de nacimiento alrededor del décimo día, pero normal hasta el día 21 de vida.

A veces, el inicio no es fácil. Hoy en día es difícil haber visto dar pecho a alguien cercano antes de ser madre por primera vez. Hemos perdido la crianza compartida y la cultura de dar el pecho.

Y llega el día más importante: nace tu bebé y tu instinto quiere alimentar a tu cría, pero parece que no es suficiente con querer.

Madres exhaustas, partos medicalizados, traumáticos, programados, hormonas sintéticas, separaciones de madres y bebé, etc., son solamente algunos de los ejemplos que hacen que el inicio de la lactancia se presente tubuloso y difícil.

Las inseguridades, los comentarios externos, los mensajes contradictorios y la falta de apoyo se añaden a las dificultades físicas.

Vivimos en una sociedad donde prima lo fácil y rápido, y que ha perdido la esencia de estar. Y precisamente la lactancia requiere entrega absoluta. Implica parar el tiempo y los relojes para volcarse en el bebé y sus necesidades. La lactancia necesita amor, paciencia, confianza y apoyo.

Y es difícil tener confianza en la capacidad de amamantar y criar cuando una mujer viene de un parto donde no ha tenido voz, no se ha sentido protagonista ni ha sido respetada en sus decisiones e incluso a veces ha sentido que su cuerpo fallaba.

La lactancia puede curar heridas profundas que se han creado durante el parto. Ser capaz de alimentar a tu bebé a partir de tu propio cuerpo y sin necesidad de nada ni nadie más te devuelve la confianza en ti misma, en tu cuerpo, tu ser y tu poder.

LA EXPERIENCIA DE SUSANA

Susana tuvo un parto muy medicalizado debido a una preeclampsia. Siente que no tuvo control sobre nada de lo que ocurrió y no entiende qué sucedió en su cuerpo ni por qué llegó a enfermar de esa manera. Llegó a tener tanto miedo de perder la vida o de que la perdiera su hija que simplemente cedió el poder a quienes sabían más que ella.

Ella y su hija acabaron en unidades de cuidados intensivos y el inicio de la lactancia fue complicado. Recuerda cuando las enfermeras la ayudaban con el sacaleches cada tres horas y guardaban con todo el amor del mundo cada gota de calostro en la nevera. También se acuerda de cómo le hacían llegar a su hija las jeringas de calostro. Le filmaban cómo tomaba su leche y ella la miraba con lágrimas a través de la pantalla del teléfono. Sabía que cada jeringa de su leche era oro para su hija enferma. Necesitaba que la lactancia funcionara.

A los pocos días, pudieron estar juntas de nuevo, reencontrarse. Recuerda poner a Aina en su pecho nada más verla y que ella le agarrara con fuerza el pezón, como si lo hubiera hecho toda la vida. Fue increíblemente sanador.

Hoy, seis meses después y con una lactancia materna exclusiva maravillosa, recuerda esos duros momentos y está satisfecha de haber luchado por su lactancia. Poder alimentar a su hija a través de su cuerpo ha sanado heridas profundas. La lactancia le ha devuelto la confianza en su cuerpo y su poder. «¿Existe algo más poderoso que poder alimentar a tu propia cría sin necesidad de nada ni nadie más?», se repite.

Susana tiene clarísimo que su lactancia durará tanto tiempo como Aina necesite. Poder dar la teta es una experiencia tan suya, tan de las dos... Definitivamente, lo mejor que ha podido hacer nunca.

El inicio requiere apoyo en las necesidades y demandas del día a día. Ser cuidada para poder cuidar. Poder olvidarte de todo lo demás para entregarte a lo que es importante y que no puede esperar: tu bebé.

El apoyo incluye también la tribu, los grupos de madres, el acompañamiento entre iguales para poder recuperar el sentido de crianza compartida y de red.

Si surgen dificultades, busca ayuda de profesionales actualizados y grupos de apoyo. Poder reunirte con iguales y compartir te ayudará a entender lo que sientes y a solventar problemas que son más habituales de lo que crees.

La lactancia materna tiene muchísimos beneficios para la madre y el bebé a corto y largo plazo. La mayoría de los bebés deberían poder alimentarse con leche materna aunque, a pesar de ser lo natural, no es lo habitual. A día de hoy, a menos de la mitad de los bebés en el mundo se les amamanta hasta los 6 meses de edad, a pesar de las recomendaciones.

Invertir en lactancia materna es invertir en salud materna, infantil y medioambiental. Por este motivo es un deber político, sanitario y social seguir apoyando y visibilizando la lactancia materna y sus beneficios. Es una asignatura pendiente asegurar que todos los profesionales reciban actualización profesional para poder brindar apoyo real a las madres y que se amplíen los permisos maternales para cumplir con los 6 meses de lactancia materna exclusiva a demanda, recomendados por los organismos oficiales.

BENEFICIOS DE LA LACTANCIA MATERNA PARA LA MADRE; REDUCE EL RIESGO DE:

✓ Dificultades para contraer el útero después del parto y a reducir el riesgo de hemorragia posparto.
✓ Dificultades para recuperar el peso de antes del embarazo de forma más rápida.
✓ Cáncer de mama.
✓ Cáncer de ovarios.
✓ Osteoporosis.
✓ Enfermedades cardiovasculares.
✓ Diabetes tipo 2.
✓ Depresión posparto.

BENEFICIOS DE LA LACTANCIA MATERNA PARA EL BEBÉ; REDUCE EL RIESGO DE:

✓ Diabetes y obesidad en la infancia.
✓ Enfermedades respiratorias y alergias.
✓ Enfermedades gastrointestinales.
✓ Leucemia infantil.
✓ Meningitis.
✓ Muerte súbita del lactante.

OTROS BENEFICIOS

✓ Es gratuita.
✓ No contamina.
✓ Es segura.
✓ Está asociada a mayor coeficiente intelectual en edad adulta.
✓ Facilita el vínculo madre-bebé debido a las funciones hormonales implicadas.

La lactancia materna nos hace más libres del sistema capitalista y es un homenaje de poder a nuestro maravilloso cuerpo, capaz de alimentar por sí solo a nuestras crías.

¿Y SI EL BEBÉ NECESITA SUPLEMENTACIÓN?

✓ Si el bebé llega a perder demasiado peso y necesita suplementación, lo ideal es hacerlo con la leche materna de la propia madre o con leche materna de donante. Como última opción, se utilizaría leche de fórmula artificial.
✓ En caso de utilizar leche artificial, es importante seguir las recomendaciones de UNICEF para su segura preparación.
✓ Repartir el suplemento durante el día en pequeñas cantidades y siempre después de haber tomado pecho.
✓ Evitar suplementar con biberón, mejor utilizar técnicas que interfieran menos con la lactancia materna, como la suplementación con dedo-jeringa o en vaso o relactador.

LA EXPERIENCIA DE CARLA

Carla ha dado a luz a su segundo hijo a las 41 semanas en un parto vaginal sin problemas y obtiene el alta a las 48 horas después del nacimiento. Su hijo, Marcos, ha perdido un 7% del peso de nacimiento, pero ella se va tranquila a su casa, pues dio el pecho a su primera hija de 2 años y tiene experiencia. Nada puede fallar, se repite.

A los siete días de vida, acuden a la primera visita con la pediatra del centro de salud. Marcos ha perdido un 11% de su peso de nacimiento. Está activo y despierto, aunque hace dos días que no hace deposiciones y la última aún era verde. Además, Carla comunica que siente dolor al amamantar, pero solo tiene dos pequeñas heridas, que la pediatra considera normales; le pauta suplementos de leche artificial cada tres horas. Carla sale de la consulta llorando y llama enseguida a Marieta, su amiga asesora de lactancia y matrona de su anterior grupo de lactancia.

Marieta la visita rápidamente en su domicilio. Valora una toma e identifica un frenillo tipo dos que puede cortar allí mismo con el consentimiento de los padres. Carla experimenta alivio inmediatamente al dar el pecho y nota que la succión del bebé es más profunda.

Marieta explica que, además de poner a Marcos al pecho a demanda, no deje que pasen más de tres horas entre tomas. El bebé necesita recuperar el peso de nacimiento y es necesario suplementarlo durante unos días. Recomienda empezar a estimular la producción con sacaleches (además del bebé) y darle la leche extraída con el método dedo-jeringa. Para las heridas, le recomienda mantener el pecho limpio y seco, y aplicar aceite de oliva.

Después de una semana dando suplementos de su propia leche y de poner frecuentemente a Marcos al pecho, el bebé ha empezado a recuperar peso. Le quedan 100 g para recuperar el peso de nacimiento, que consigue superar a los 19 días de vida.

Carla sigue suplementando a su bebé con su propia leche hasta el mes de vida, cuando parece que todo funciona con normalidad. Poco a poco, le va retirando el suplemento y Marcos compensa bien la retirada.

Esta vez el inicio de la lactancia de Carla no ha sido fácil, pero se siente contenta y orgullosa de haber buscado ayuda en el sitio adecuado y de no haberse quedado con la recomendación de su pediatra, desactualizado en lactancia, que ni buscó la causa de sus dificultades ni le dio soluciones para mantener una lactancia materna exclusiva.

A raíz de la experiencia vivida, Carla cambia de pediatra y decide formarse como asesora de lactancia para ayudar a otras madres que tengan problemas como los que ella experimentó.

4

Cuidados del recién nacido

Si tu bebé se siente satisfecho y nutrido a nivel emocional y físico, se mostrará generalmente tranquilo.

Lo que espera, pues, un bebé es estar en brazos siempre y no en artilugios fríos e inanimados. Es importante que entendamos que los bebés necesitan este apego continuo no como un capricho, sino como una necesidad básica, y si no lo obtienen, lloran. Sus constantes vitales se regulan con el contacto del cuerpo de su madre. Si sus constantes vitales son regulares, el bebé se sentirá bien.

El segundo aspecto fundamental es la alimentación. El bebé necesita alimento a demanda. Y «a demanda» significa que no deben existir horarios ni relojes. Independientemente del tipo de alimentación (lactancia materna o artificial), las reglas son las mismas. El bebé marca las pautas.

Cuando realmente se cumple la lactancia a demanda, sin interferencias ni engaños con chupetes, los bebés se muestran tranquilos y felices. No es un capricho ser alimentado, es una necesidad. El estómago del bebé es pequeño y precisa muchas tomas durante el día. Es decir, los bebés necesitan comer poco y muy a menudo. Las primeras semanas o incluso meses se pueden pasar horas y horas al pecho, y esto es normal y saludable.

NO TE USA DE CHUPETE

✓ La teta estaba antes que cualquier artilugio que haya sido inventado para sustituirla.

✓ La succión emocional, no nutritiva o placentera es una succión corta y seguida con movimientos rápidos de la lengua.

✓ La teta es mucho más que alimento; los bebés también succionan buscando confort, protección, seguridad y amor.

✓ La succión emocional o no nutritiva es necesaria y muy importante para el desarrollo neurológico.

Es clave entender que las tomas nocturnas son vitales para el desarrollo óptimo de la lactancia materna y para el desarrollo cerebral del bebé. Estos se despiertan y piden más pecho de noche porque es cuando la hormona prolactina (encargada de la producción de leche) tiene su pico máximo. Así que es fácil entender que cuanta más succión nocturna, más producción de leche y, por lo tanto, más alimento para el bebé durante todo el día. No te sorprenda que tu bebé tenga períodos de sueño más largos durante el día que durante la noche: tu bebé es normal y su comportamiento también. Con los meses todo irá regulándose.

Alrededor de un 50 % de los recién nacidos experimentaran ictericia, coloración amarillenta de la piel y las mucosas debido a altos niveles de bilirrubina en sangre. La ictericia fisiológica se presenta a partir de las 24-48 horas después del nacimiento y suele desaparecer entre los diez y doce días de vida. La ictericia patológica se manifiesta antes de las 24 horas y tarda más en desaparecer. Es importante que el bebé se alimente bien y a menudo para poder eliminar cuanto antes a través de la orina y las heces el exceso de bilirrubina en sangre.

Otro aspecto importante es el cuidado del cordón umbilical, que no precisa más intervención que mantenerlo limpio y seco siempre. Se puede limpiar dos o tres veces al día con una gasa con agua o suero fisiológico, secar bien a continuación y dejar al aire hasta que caiga. No se debe tapar ni aplicar ningún desinfectante de forma rutinaria. En caso de mal olor o enrojecimiento, debes consultar con tu matrona o pediatra.

Sobre la higiene del recién nacido, es importante no bañar a los bebés durante al menos la primera semana de vida, pues el vérnix caseoso (mezcla de agua, proteínas y grasa que cubre el cuerpo del bebé al nacer y que tiene un aspecto blanco y graso) del recién nacido lo protege contra infecciones e hipotermia. Además, es importante preservar la microbiota de la piel, por eso no se aconseja utilizar ningún producto químico ni jabón sobre su piel. Es suficiente con bañar a los bebés con agua y secarlos. Es importante destacar también que hay que evitar aplicar aceites en la piel o lociones hasta el mes de vida, pues su utilización se relaciona con mayor riesgo de eczema. A partir del mes, se pueden utilizar aceites naturales y ecológicos sobre la piel, como, por ejemplo, aceite de oliva, almendras o coco.

Cuando cambiemos el pañal, debemos evitar toallitas comerciales, al menos cuando estemos en casa. Se recomienda utilizar toallas reutilizables de algodón con agua y secar posteriormente con una toalla limpia.

CÓMO DORMIR Y DESCANSAR MEJOR

- ✓ El colecho, es decir, dormir en la misma cama con nuestro bebé favorece el mantenimiento de la lactancia y el descanso nocturno de la madre y la criatura.
- ✓ Durante los 3 primeros meses, la evidencia científica muestra que la opción más segura es tener al bebé en una cuna adosada a la cama de los padres y al lado de la madre.
- ✓ Si deseamos compartir cama con el bebé, es importante seguir las recomendaciones de seguridad de UNICEF:
  - – Poner al bebé bocarriba para dormir en un colchón plano y firme sin cojines ni peluches.
  - – Evitar abrigar al bebé demasiado ni cubrirle la cabeza.
  - – No dormir en la misma cama si uno de los padres es fumador.
  - – No dormir en la misma cama si se ha consumido alcohol, drogas o somníferos.
  - – No dormir en la misma cama si uno de los padres tiene enfermedades que puedan alterar el nivel de respuesta, como diabetes o epilepsia.
  - – No compartir cama con mascotas.
  - – Si hay un hermano, no poner nunca al bebé a su lado, mejor intercalar adulto con niño.
  - – Temperatura de la habitación entre 16 y 18 grados.
- ✓ Se recomienda compartir habitación como mínimo hasta los 6 meses, no existe un tiempo máximo ni hay contraindicaciones relacionadas con dormir más tiempo juntos.
- ✓ No se recomienda dormir con el bebé en el sofá.
- ✓ Cada familia debe encontrar su fórmula para descansar mejor. Las recomendaciones son generales y al final todo debe individualizarse según las circunstancias de cada familia y sus necesidades.

Los bebés son pequeños grandes tesoros que necesitan mucha presencia materna. Si nos anticipamos a sus necesidades, se sentirán tranquilos y seguros. A veces pensamos que cuantos más aparatos o ropa, mejor, pero la realidad es que los bebés pueden vivir sin artilugios o ropa, pero no pueden vivir sin contacto físico.

LA EXPERIENCIA DE MILA

Mila tuvo a su primera hija hace un mes y medio. Cree que algo está haciendo mal, pues su bebé llora cada vez que la deja, ya sea en la cuna, la hamaca o el cochecito. Su hija solo se calma en brazos y durmiendo junto a ella. Mila duda y tiene miedos. Su madre le repite cada día que está malcriando a Fiona, que en su época esto no se hacía así, que la está haciendo dependiente y que tantos brazos no son buenos.

Mila se siente juzgada y sin apoyo, y empieza a pensar que está fallando como madre. Que en realidad algo le pasa a su bebé. En una de sus crisis, busca información sobre grupos de crianza en su pueblo y encuentra uno cerca.

El jueves acude al grupo con cierta reticencia... ¿Habrá hecho bien? Al llegar se encuentra con un pequeño grupo de madres con sus respectivos bebés que deben de tener entre 1 y 8 meses, y una psicóloga que acompaña y orienta al grupo. Mila se presenta y sin saber por qué empieza a llorar. Enseguida siente los brazos y las palabras de aliento de las otras madres.

Poco a poco, se recompone. Explica su situación y se siente sorprendida al escuchar: «Es normal, lo estás haciendo genial». ¿Cómo? ¿Ha estado viviendo más de un mes pensando que lo estaba haciendo fatal y ahora resulta que es normal lo que pide su bebé?

Las otras madres le explican que están viviendo la misma situación y la psicóloga las anima a seguir su intuición, su instinto, a confiar en ellas y en sus bebés. A Mila le resulta tan reconfortante toda esta información... Justo esas palabras son las que necesitaba escuchar. En realidad, ella estaba bien y no le molestaba tener a su bebé encima siempre. «Para esto he tenido un bebé, para disfrutarlo», piensa.

Lo que a Mila le dolían eran los comentarios de desaprobación de su madre, no el comportamiento natural de su hija. Piensa pedirle respeto hacia su forma de criar cuando la vea de nuevo.

Mila sale del grupo aliviada, volverá cada semana. Siente que necesita compartir de cerca lo que está viviendo con otras madres que entiendan lo que le ocurre y que estén pasando por su misma situación vital.

Esa misma noche, Mila duerme abrazada a su hija. Huele su cabecita y le da un beso. ¿Acaso no es eso lo que había esperado durante tantos años? A partir de ese día, Mila se dispone a disfrutar de cada noche junto a su bebé, a aprovechar todos los brazos que pueda darle a su hija. Sabe que ella crecerá y llegará un día que ya no necesitará tanto su presencia, pero, hasta entonces, quiere aprovechar cada segundo junto a ella sin culpas.

5

Cuidados de la madre

Ha nacido tu bebé y tu cuerpo ha experimentado cambios muy grandes en un período de tiempo muy pequeño. Necesitas tiempo para que todo vuelva a reajustarse a nivel físico y emocional.

La cuarentena es un espacio que cada cultura tiene reservado a su manera para preservar el descanso de la mujer que acaba de dar a luz.

Pero no es solo tiempo para recuperar el cuerpo de la madre, también es un espacio de respeto hacia el bebé recién nacido, que necesita adaptarse a su nuevo medio de forma paulatina y armoniosa.

Es común en nuestra sociedad occidental premiar a las mujeres que a los pocos días de dar a luz salen a la calle y vuelven a su vida normal. Pero esta actitud es una vez más resultado de lo poco que queremos y escuchamos las necesidades reales que tienen nuestro cuerpo y nuestro bebé. Las sociedades occidentales nos alejan continuamente de nuestro instinto y necesidades.

Volver a la normalidad sin siquiera haber parado y dado tiempo a la reflexión, la conexión y los cambios que se han producido es, como mínimo, contraproducente para nuestra salud física, pero además es otro logro de nuestra sociedad patriarcal, que quiere mujeres productivas y bebés desapegados.

La cuarentena es un espacio sagrado de culto al cuerpo. Un espacio único para conocer y reconocer al bebé que tienes en brazos. Un espacio para establecer la lactancia materna de forma exitosa. Un espacio para los cuidados nutritivos.

La cuarentena es un regalo cultural que debemos abrazar. Uno de los pocos regalos que se nos reconocen como nuestros. Un espacio donde debemos ser cuidadas para poder cuidar nosotras del recién llegado.

Ya habrá tiempo para volver a la normalidad. Regálate la paz y tranquilidad que necesita tu bebé y el descanso que merece tu cuerpo después de haber realizado uno de los trabajos más intensos y complejos de toda tu vida.

El enfoque de los demás debería estar, por lo tanto, en la madre y no en el bebé. Y la cultura occidental ha olvidado a las madres... Pero si no cuidamos a las madres, no cuidamos a sus bebés. La limpieza, la comida, la ropa o atender a los hermanos deberían ser tareas cubiertas por la pareja, la familia o los amigos que visitan.

CUIDADOS FÍSICOS

✓ **Heridas del periné:**
- Mantener la zona limpia y seca.
- Utilizar compresas de algodón transpirables y cambiar a menudo.
- Lavados con infusión de tomillo y cola de caballo fría cada vez que vayas al baño durante la primera semana. Puedes preparar una cantidad grande de infusión y guardarla en la nevera un máximo de tres días.
- Evitar estar sentada durante los primeros días, mejor tumbada o semitumbada, para liberar presión del periné y facilitar la cicatrización de heridas si las hay.

✓ **Entuertos:**
- Pequeñas contracciones que experimenta la madre durante los primeros días tras el parto, que ayudan a contraer el útero.
- Si son muy molestas, se pueden tomar infusiones de hierbaluisa o antiinflamatorios.

✓ **Loquios:**
- Es la pérdida de sangre que hay durante la cuarentena.
- Es abundante al principio y va disminuyendo.
- Es normal volver a sangrar si ya había parado, pero sigues dentro de la cuarentena.
- Controlar cambios en el olor.

✓ **Relaciones sexuales:**
- Cada mujer tiene sus tiempos y estos se deben respetar.
- La pareja debe reencontrarse y son importantes la comunicación y la empatía.
- Evitar durante la cuarentena las relaciones con penetración, dado que el cérvix sigue abierto y hay más riesgo de infección.
- Valorar métodos anticonceptivos pasada la cuarentena.

- Utilizar lubricante acuoso cuando se reanuden las relaciones, dado que en el posparto la lubricación vaginal disminuye o desaparece.
✓ **Suelo pélvico:**
  - Hacer una revisión con una fisioterapeuta especializada cuando termine la cuarentena.
✓ **Ejercicio físico:**
  - Esperar que transcurra la cuarentena.
  - No empezar hasta que un especialista haya valorado el estado del suelo pélvico.
  - Evitar ejercicio de impacto.

A nivel emocional, el posparto es una montaña de sensaciones nuevas y grandes adaptaciones en muchos sentidos. No es fácil, pero con ayuda poco a poco todo irá recolocándose.

El posparto es el gran olvidado. Ese período de la vida en que tus hormonas estarán a flor de piel más que nunca. Te convertirás en una poderosa mamífera que poco podrá razonar, pero sí sentir.

El posparto es duro, intenso y poderoso. Tan primario, animal, salvaje... Sacará lo mejor y lo peor de ti. Sentirás miedo y pérdida. Ya no eres quien eras, jamás volverás a serlo; ahora eres otra, seguramente mejor, pero te sientes perdida y en un cuerpo y una mente que no conoces.

A veces querrás huir; otras, encerrarte con tu cría. El posparto removerá toda tu esencia. Todo tu ser.

No sabes ni cómo, pero las horas pasan y no llegas a nada más que a poder alimentar a tu cría. No sabes cuándo ni cómo ducharte, tu bebé te reclama a todas horas. Por no mencionar la casa, la ropa, las compras, las visitas...

Déjate llevar, escucha tu instinto, tu intuición. Abraza

fuerte a tu bebé, no te separes de él. No escuches opiniones ajenas ni consejos que no hayas pedido.

Rodéate solo de familia o amigos de confianza. Los que no te juzgan ni opinan. Los que ayudan con la casa y te traen comida. Los que no esperan visitas de té mientras se turnan para coger en brazos al bebé.

Esta sensación suele cambiar pasados los tres primeros meses de vida del bebé. Cuando empezáis a conoceros bien. Cuando te sientes cómoda con la lactancia. Cuando te has familiarizado con sus rutinas. Cuando las hormonas empiezan a armonizarse. Cuando el cuerpo comienza a recuperarse. Pero, sobre todo, cuando tú te sientes a gusto con tu nuevo yo.

Has renacido y lo has hecho como madre. Ya no eres quien eras. Eres otra. Eres tú. Jamás volverás a ser la de antes. Y es que ya no podrías volver a serlo. No luches contra ello, vívelo y siéntelo en cada poro de tu piel. Esos instantes, aunque duros e intensos, jamás volverán y serán un gran aprendizaje de vida.

LA PAREJA EN EL POSPARTO

✓ Durante los primeros meses de vida del bebé, este siempre tendrá preferencia por la madre, se trata de biología e instinto.

✓ El apego con el padre/pareja se va creando poco a poco con el tiempo a través de los paseos en brazos, el porteo, los cambios de pañal, las canciones, el baño, los besos y las miradas.

✓ Al principio, la pareja es la pieza clave para cuidar de la madre y el entorno: comida, limpieza, hermanos...

✓ No se trata de buscar igualdad en el posparto, sino equidad. La madre ha pasado por una serie de cambios corporales durante el embarazo y el parto que la pareja no ha experimentado. Y ahora necesita centrarse en la lactancia, el bebé, su descanso y su recuperación física.

✓ La pareja deberá apoyar los cambios emocionales que la mujer experimenta en el posparto mostrando empatía y amor.

✓ Tendrá que entender que la llegada de un hijo es un cambio enorme en la estructura familiar y de pareja, que requiere tiempo para que cada miembro encuentre de nuevo su lugar.

✓ No exigir ni esperar ni comparar ni crearse expectativas de nada. Cada proceso tiene su tiempo según las circunstancias y las personas que lo viven.

LA SALUD MENTAL DE LAS MADRES

✓ Alrededor de un 15 % de las mujeres tienen depresión posparto. Las causas pueden deberse a alteraciones hormonales, depresión previa, partos medicalizados, cesárea de urgencia, pérdida de control durante el parto, haber recibido oxitocina sintética o haber experimentado violencia obstétrica.

✓ Entre 1,5 y el 6 % de las mujeres experimentarán síndrome de estrés postraumático derivado de la vivencia del parto. Una experiencia que deja una huella negativa y dolorosa e imborrable en el cerebro de la madre, que ha experimentado partos altamente intervenidos, sensación de peligro para su vida o la de su bebé, o situaciones que le han causado un alto nivel de estrés, como una separación injustificada.

✓ Casi un 50 % de los trastornos mentales que sufren las madres en el posparto no se diagnostican. La salud mental es la gran olvidada.

✓ Es muy importante que ante la experiencia negativa de un parto se busque ayuda psicológica. El parto es una vivencia trascendental en nuestra vida y dejará una huella positiva o negativa en nuestro cerebro para siempre.

✓ Poner palabras a lo sucedido, entender lo que pasó, buscar apoyo profesional y de otras mujeres, y fomentar y apoyar la lactancia materna son herramientas claves en la mejora de la depresión posparto o el estrés postraumático.

6

Visitas

Es muy importante preservar la intimidad de una familia que acaba de tener un recién nacido. Las primeras semanas son duras a nivel físico, emocional y psicológico, y requieren calma, tranquilidad y apoyo de la pareja o familiares próximos.

Las demás visitas pueden esperar por cuestiones de salud, de logística y respeto. Aunque culturalmente esto es difícil, es importante poner atención en la madre y el bebé y sus necesidades, y no en las nuestras.

DECÁLOGO PARA LAS VISITAS

✓ Avisa siempre antes de ir. Nunca te presentes por sorpresa. Evita la visita si no eres familiar próximo; mejor esperar unas semanas para conocer al recién nacido.

✓ Ante cualquier síntoma de resfriado o enfermedad, cancela la visita. Los recién nacidos son muy vulnerables, con un sistema inmune muy inmaduro. Lo que para ti puede ser un simple resfriado, para él puede suponer un ingreso.

✓ No te pongas perfumes o cremas con fragancias. Cualquier olor extraño que puedas dejar en el bebé, podría interferir en el vínculo madre-hijo. Lávate las manos siempre al entrar.

✓ El horario es importante. Evita visitas más tarde de las siete de la tarde, que es cuando empieza la «hora bruja» para el bebé y las rutinas nocturnas.

✓ No tomes nunca al bebé en brazos ni preguntes si puedes hacerlo. En todo caso, debe ser la madre quien te ofrezca a su bebé, pero recuerda que un recién nacido no debería pasar de brazos en brazos por respeto y salud.

✓ Evita darle besos al bebé, al menos en la cara o las manos. Los besos pueden ser una fuente de transmisión de bacterias y virus patógenos.

✓ No hagas fotos a no ser que te las pidan. El puerperio es un momento de extrema intimidad y no debe ser interrumpido ni robado con imágenes que no pidieron los padres.

✓ No des consejos de crianza o lactancia a no ser que te los pidan. La madre se encuentra en un momento vulnerable y es fácil que pueda sentirse cuestionada.

✓ Ayuda a los padres, prepara o lleva comida casera, ofrece ayuda con la limpieza o el cuidado de los hijos mayores.

✓ No te quedes demasiado tiempo. Las visitas mejor si son cortas; los padres necesitan descanso e intimidad para reconocerse mutuamente con su bebé.

REFLEXIÓN FINAL

El embarazo y el parto son acontecimientos fisiológicos en nuestra vida sexual y reproductiva. En la gran mayoría de los casos, estos transcurren sin que se desarrollen problemas ni complicaciones. Es muy importante que el embarazo y el parto se atiendan desde una mirada de normalidad, pues sabemos que más intervenciones no se traducen en mejores resultados maternos o neonatales.

Espero que esta guía haya podido servirte para poder tomar las riendas de tu embarazo, parto y puerperio. La información y el poder elegir nos hacen más libres y nos devuelven la responsabilidad sobre nuestros propios procesos. Tomar consciencia de las decisiones que adoptamos es clave para recuperar nuestro cuerpo, nuestras gestaciones, nuestros partos y crianzas.

No debería darnos miedo responsabilizarnos de algo tan íntimo y nuestro. Miedo debería darnos perder el control sobre ello y cedérselo a alguien externo a nosotras. Las respuestas jamás estarán fuera, sino dentro de cada una. Porque solamente nosotras podemos saber, con información en mano, qué es lo que nos conviene y lo que necesitamos según nuestras propias circunstancias personales.

Vivir una maternidad informada, con control y plena consciencia, nos hace más libres y poderosas. Porque la maternidad deseada puede ser revolución y reivindicación. Es hora de recuperar la confianza en nuestro maravilloso cuerpo. Es hora de recuperar nuestros procesos reproductivos.

No existen segundas oportunidades, elige y vive en plena consciencia uno de los viajes más trascendentales de toda tu vida.

«Para viajar lejos no hay mejor nave que un libro.»

EMILY DICKINSON

Gracias por tu lectura de este libro.

En **penguinlibros.club** encontrarás las mejores
recomendaciones de lectura.

Únete a nuestra comunidad y viaja con nosotros.

penguinlibros.club

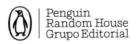